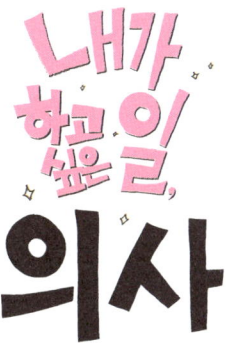

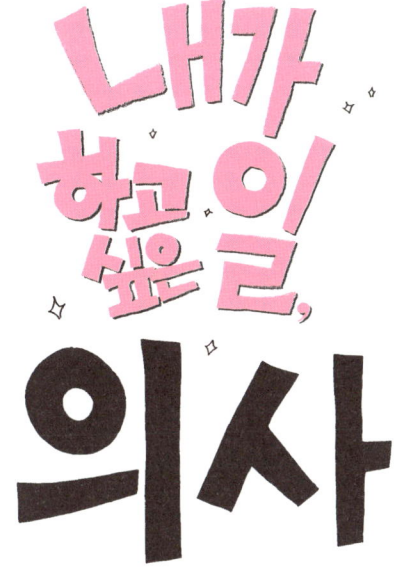

내가 하고 싶은 일, 의사

박지영 글 | 서지현 그림

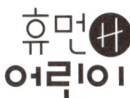

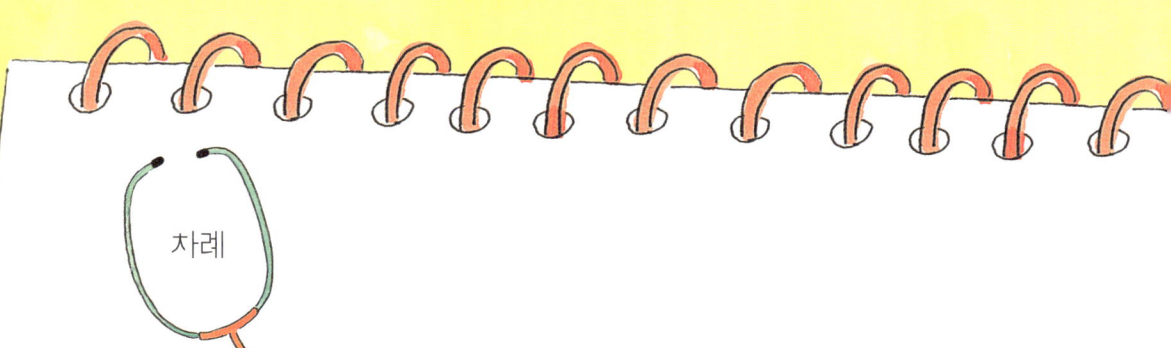

차례

등장인물 8

여는 글 도전! 일주일 동안의 의사 체험 10

월요일 진료실에서 일어나는 일들

 의사 탐정! 환자의 문제를 해결하라   20
 진료의 모든 것을 기록하는 차트   26

 오늘은 나도 의사 **진료 차트 적기** 34
 궁금증 해결! **청진기 사용법** 36

화요일 환자가 있는 곳으로 찾아가는 왕진

 도움이 필요한 환자를 만나러 가다   40

 궁금증 해결! **의사 vs 인공지능** 50

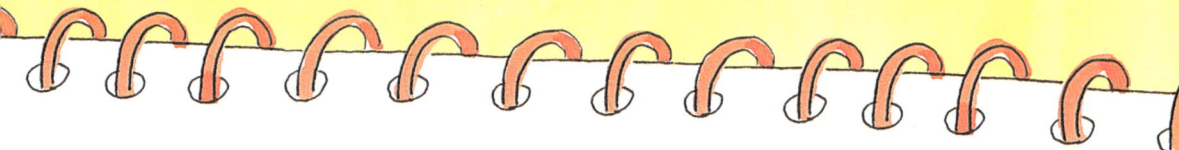

수요일 대학 병원에 가다

이토록 다양한 의학 전공 분야	54
나에게 맞는 의대 전공 찾아보기	62
수술실에서는 어떤 일이 일어날까?	63

궁금증 해결! 외과 의사의 손 씻기 72
오늘은 나도 의사 무균술로 소독하기 74

목요일 의사가 되는 과정

의과 대학은 지옥이라고?	78
한 사람의 전문의가 탄생하기까지	82

궁금증 해결! 해부학 실습 88

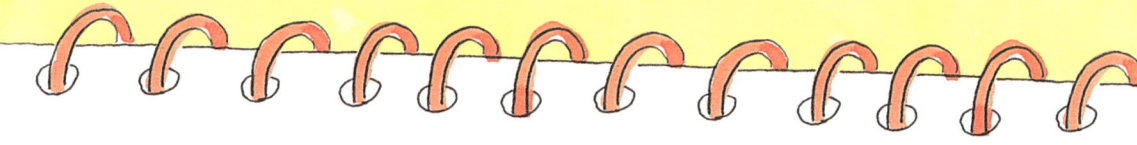

금요일   의사가 된 후의 다양한 진로

일하는 방식은 달라도 우리는 모두 의사	92
병원 밖에서 일하는 의사들	99

토요일   의사와 함께 일하는 사람들

혼자서는 할 수 없는 일	106

궁금증 해결! 우리나라의 의료 제도   114

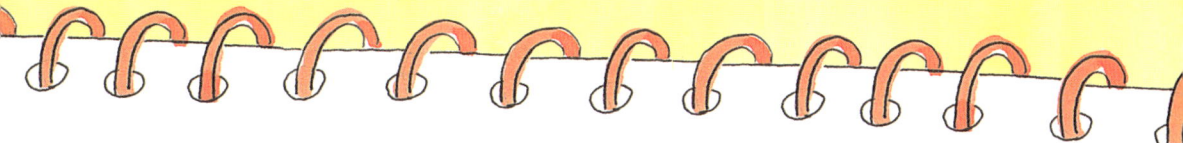

일요일   의사가 되기 위해 준비할 것들

왜 의사는 계속 공부해야 할까?　118
야옹 선생의 공부 비법 대공개　122
우리나라 역사 속 훌륭한 의사들　127

의사를 꿈꾸는 어린이들을 위한 추천 콘텐츠　134
오늘은 나도 의사　미래의 내 모습 그려 보기　138

닫는글　미래의 의사를 꿈꾸며　140

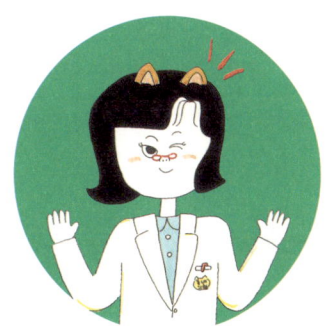

등장인물

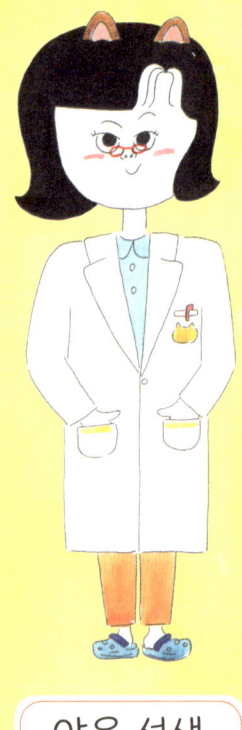

야옹 선생

협동조합 병원 '동네의원'에서 일하는 가정의학과 의사다. 부모님의 권유로 의사가 되었지만 지금은 의사라는 직업에 즐거움과 보람을 많이 느끼고 있다. 오래전부터 '동네의원'에 다니는 조합원 가족, 민지네와 잘 아는 사이다.

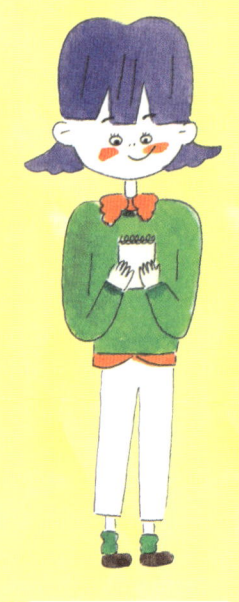

김민지

사교성이 좋고 활달해서 친구들 사이에서 인기가 많다. 관찰력, 의사소통 능력이 좋지만 논리력은 부족한 편이다. 〈슬기로운 의사 생활〉, 〈굿닥터〉, 〈골든 타임〉 등 의학 드라마를 보고 의사에 대한 꿈을 품게 되었다.

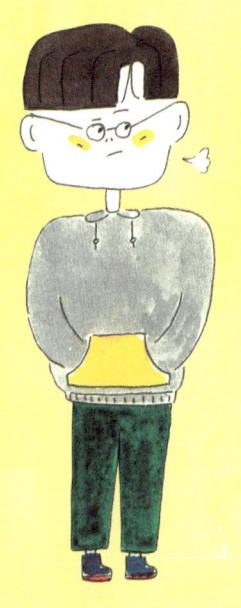 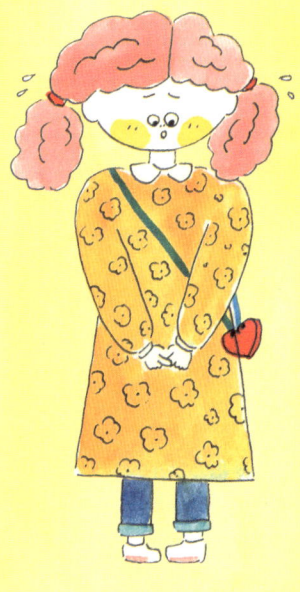

황준서

수학과 과학에 관심이 많고 소질이 있지만 국어와 영어 과목은 싫어한다. 부모님도 권하고 돈도 잘 버는 직업이라고 생각해서 의사가 되어 볼까 마음을 먹고 있지만 사실 컴퓨터 프로그래머가 되고 싶어 한다.

박하은

공감 능력이 뛰어나고 마음이 따뜻하다. 하지만 감정 조절이 잘 안 되고 피를 보면 어지러워서 힘들어한다. 이태석 신부님 다큐멘터리를 보고 의사를 꿈꾸게 되었지만 의사가 되기까지의 과정을 잘 견딜 수 있을지 걱정이다.

◆ 그 외 야옹 선생의 동료들과 환자들

여는 글

도전! 일주일 동안의 의사 체험

민지, 준서, 하은이는 유치원 때부터 친하게 지낸, 서로 떼려야 뗄 수 없는 친구들이다. 초등학교 6학년이 된 올해, 운 좋게도 셋이 같은 반이 되면서 더 친해졌다. 삼총사는 담임 선생님이 내주신 여름 방학 숙제 때문에 고민 중이었다.

"얘들아, 우리 '내가 하고 싶은 일' 발표 숙제하려면 직업 인터뷰해야 하잖아. 우리 셋이 같이 의사에 대해 알아보면 어때? 하은이도 의사가 되고 싶다고 했고, 준서도 부모님이 맨날 의사가 되라고 하신다면서."

"글쎄, 나는 아직 잘 모르겠는데······."

민지의 제안에 준서는 시큰둥한 반응을 보였

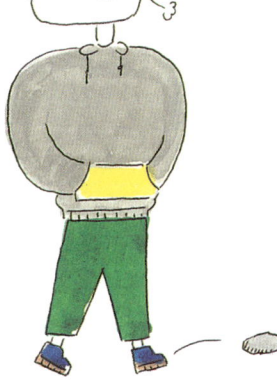

지만 하은이는 귀를 쫑긋 세웠다.

"난 좋아. 혹시 아는 의사 선생님 있어?"

"사실 우리 동네에 오래 알고 지낸 의사 선생님이 계시긴 한데……, 엉뚱한 일을 시킬지도 모르지만 그래도 같이 가 볼래?"

"아, 뭐 시키면 귀찮은데…….".

준서는 귀찮은 건 딱 질색이었다. 평소에도 효율성만 따지다가 민지에게 타박을 듣곤 했다. 반면에 의사가 되고 싶은 하은이는 벌써 들뜬 표정이었다.

"응, 나는 좋아!"

하은이의 대답에 민지가 준서를 돌아보며 재촉했다.

"그래, 그럼 준서도 같이 가다!"

못 이기는 척 준서가 대답을 얼버무렸다.

"어? 어, 할 수 없지 뭐."

민지는 항상 밝고 긍정적인 성격으로, 리더십이 좋은 편이다. 오늘도 내키지 않아 하는 준서와 내성적인 하은이의 손을 꼭 붙들고 '동네의원'으로 향했다.

'동네의원'은 아파트 단지 근처 상

가 1층에 위치하고 있었다. 병원 입구에 내걸린 '동네의원' 간판이 가장 먼저 눈에 들어왔다. 문 앞에는 진료 시간이 붙어 있는데, 토요일인 오늘은 오후 12시 30분까지만 진료가 있었다. 민지가 야옹 선생의 진료실 문을 열어젖히며 외쳤다.

"선생님, 저 왔어요! 친구들이랑 같이 왔어요."

"안녕하세요!"

컴퓨터로 일을 하던 야옹 선생이 아이들을 발견하고는 함박웃음을 지었다.

"안녕하세요, 민지 친구들이군요."

"선생님, 저희 좀 도와주세요. 오늘 친구들이랑 '내가 하고 싶은 일'에 대해 인터뷰를 하려고 왔어요. 여름 방학 숙제거든요."

민지가 속사포처럼 말을 쏟아 내자 야옹 선생은 눈을 가늘게 뜨고 빙글빙글 웃으며 물었다.

"오호라, 하고 싶은 일이 뭔데요?"

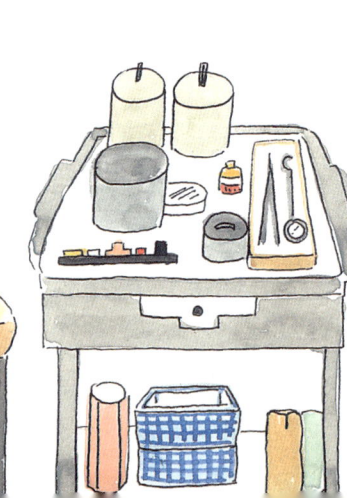

"의사요!"

아이들 셋이 입을 모아 대답하자 야옹 선생이 의자에서 일어서며 말했다.

"아하, 그래서 왔군요! 그럼 오늘 진료도 끝났으니 일단 진료실로 들어와요."

"네!"

"친구들, 여기 진료실 의자에 앉아서 잠시만 기다려요."

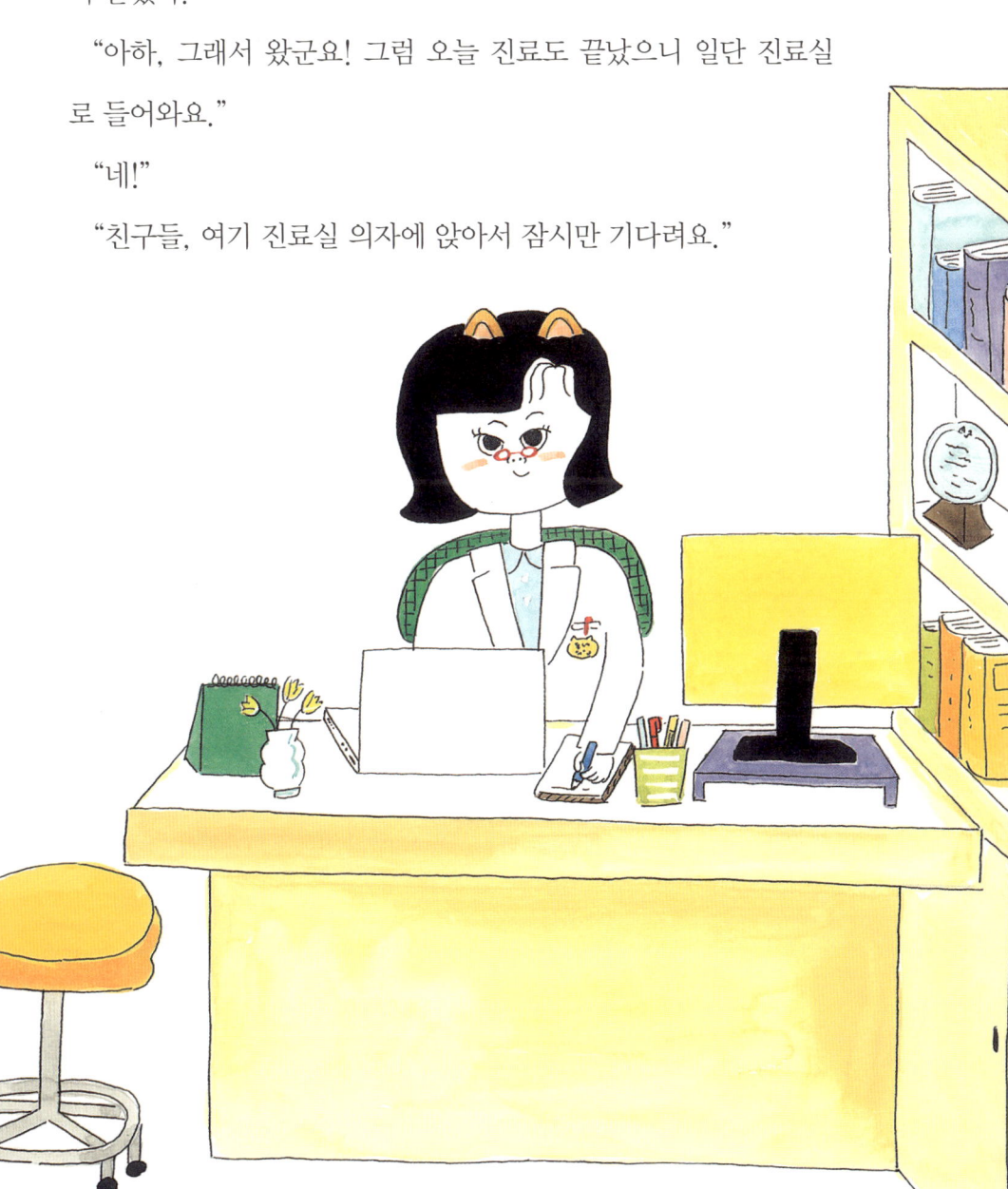

진료실에 들어가자 가장 먼저 커다란 모니터가 놓인 책상과 책이 가득 꽂힌 책장이 보였다. 한쪽에는 환자용 침대와 모니터가 달린 복잡한 기계가 있고, 그 옆에는 소독약이며 주사기, 각종 도구들이 놓인 작은 이동식 테이블이 있었다.

세 친구들은 아파서 병원에 왔을 때를 제외하고는 진료실에 들어와 오래 머무른 적이 없었기 때문에 호기심 가득한 눈으로 이것저것 관찰했다. 야옹 선생은 잠시 자리를 비우더니 과자와 주스를 들고 다시 등장했다.

"자, 그럼 시작해 볼까요? 무엇이 궁금한가요?"

"제가 먼저 여쭤볼게요. 아니다, 잠깐만! 메모하게 펜이랑 수첩 먼저 꺼낼게요."

민지가 허둥대자 준서가 답답하다는 듯이 핀잔을 주었다.

"야, 휴대폰 녹음 기능 쓰면 되지."

"아, 그렇네! 선생님, 인터뷰 내용 녹음해도 되죠?"

"그럼 그럼요. 당연히 선생님의 꾀꼬리 같은 목소리를 녹음해도 되지요. 아아아, 어때요. 정말 꾀꼬리 같죠?"

야옹 선생의 너스레에 준서는 어이없어하며 휴대폰을 꺼내 녹음 버튼을 눌렀다. 민지가 녹음되는 걸 확인하더니 질문했다.

"네, 그럼 첫 번째 질문입니다. 선생님은 왜 의사가 되셨어요?"

야옹 선생은 갑자기 '생각하는 사람' 포즈를 취하더니 말했다.

"음, 그러게 말입니다. 이 선생님은 학생 시절에 공부 말고는 특별히 잘하는 것이 없었고, 의사라는 직업이 싫지도 않아서 하게 됐어요. 부모님이 권해 주시기도 했고요."

호기심이 가득했던 민지가 실망스러운 표정을 지었다.

"에이, 시시해요. 좀 더 낭만적이고 극적인 이야기가 나올 줄 알았는데."

반면에 준서는 관심을 보였다.

"우리 엄마 아빠도 저한테 계속 의사가 되라고 하는데……. 선생님이랑 비슷하네요."

"그렇군요. 준서 학생은 의사가 되기 싫은가요?"

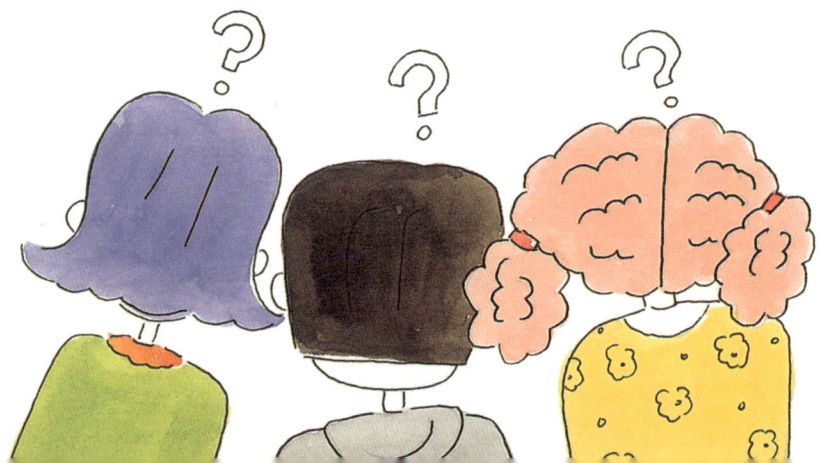

"아직 저도 딱히 뭘 해야 할지 모르겠어요. 컴퓨터로 코딩하는 거나 게임하는 걸 좋아하는데, 잘하는 것 같지는 않고요. 엄마 아빠는 계속 의사가 되라고만 하는데, 그래서 더 하기 싫어요."

"오호! 준서 학생은 이미 자신을 잘 파악하고 있군요. 아주 좋아요. 최고예요, 최고!"

야옹 선생이 엄지손가락을 치켜들며 칭찬을 하자 준서가 어리둥절한 표정을 지었다. 여태 잠자코 뒤에 앉아 있던 하은이가 조심스레 말을 꺼냈다.

"저기, 선생님은 의사가 돼서 좋으세요?"

"그건 확실히 말할 수 있어요. 솔직히 처음에는 얼떨결에 의대에 갔고, 그래서 의사가 되었지만 의사로서 일하면서 많은 것을 배웠어요. 지금은 의사가 되길 잘했다고 생각해요. 선생님은 추리 소설을 좋아하거든요. 의사가 하는 일이 탐정과 비슷한 면이 많아요. 환자들의 문제를 살피고 해결해 주는 것이 재미있고 아픈 사람들을 도울 수 있으니 보람도 있고요."

민지가 두 손을 모으고 눈을 반짝였다.

"선생님, 저는 정말 의사가 되고 싶거든요. 제가 의학 드라마를 좋아해서 많이 봤는데 의사가 최고 멋있는 직업 같아요. 의사들이 실제로 어떻게 일하는지 궁금한데, 직접 보여 주실 수 있어요? 저

희는 방학이라서 시간도 많아요. 그치, 얘들아?"

야옹 선생이 잠시 달력을 바라보더니 대답했다.

"흐흠, 시간이 많은 건 좋은 일이죠. 그래요, 다음 주 월요일부터 일주일 동안 매일 병원에 와서 병원 일을 도와주면 궁금한 것들을 알려 줄게요."

야옹 선생이 흔쾌히 응하자 민지와 하은이가 신나서 외쳤다.

"네, 고맙습니다!"

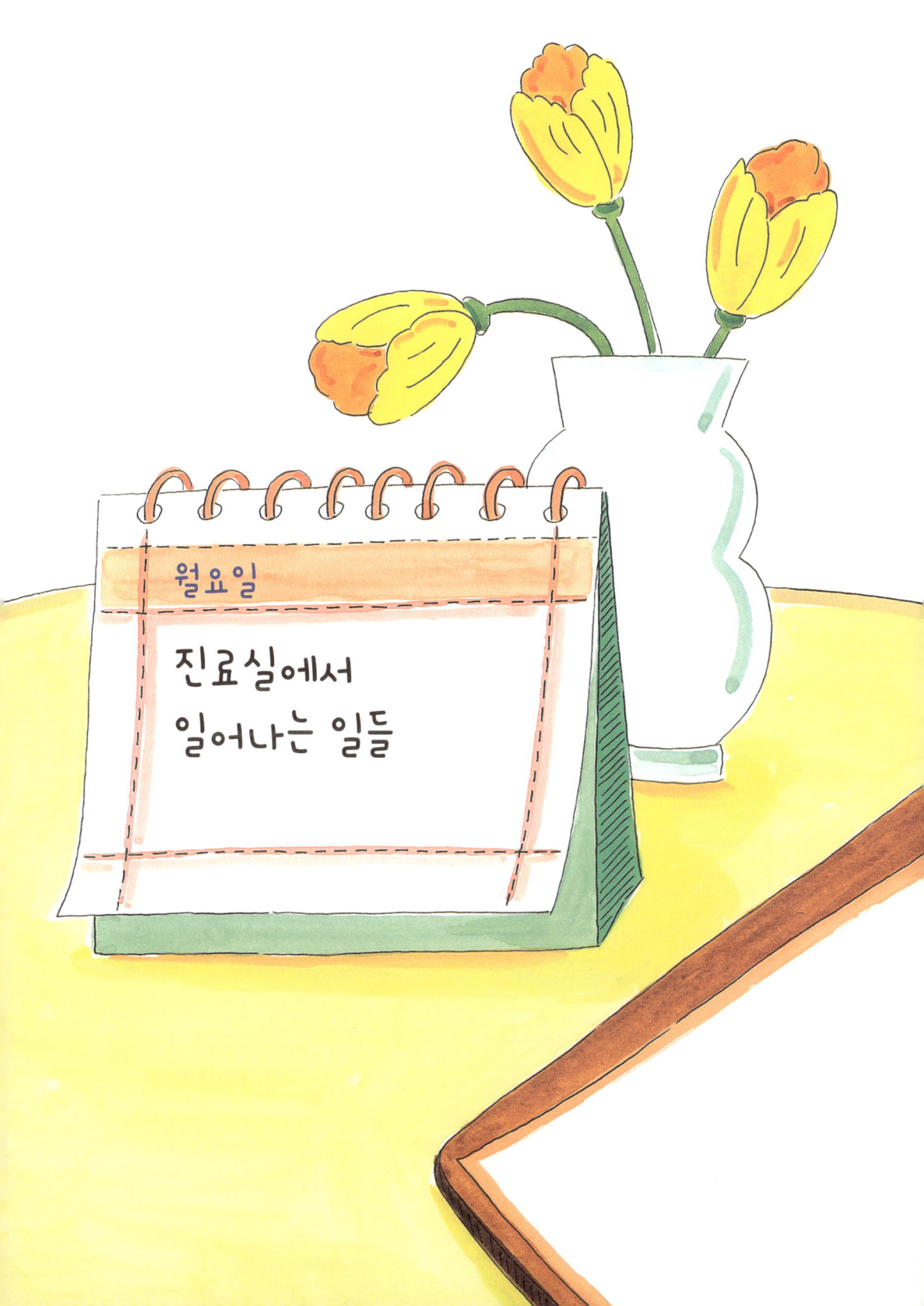

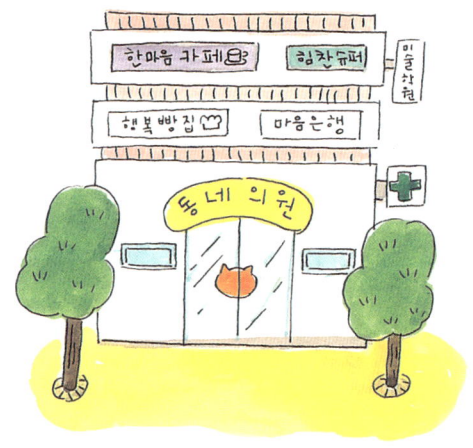

의사 탐정! 환자의 문제를 해결하라

세 아이들은 야옹 선생의 말대로 월요일 아침부터 '동네의원'으로 모였다. 민지는 오늘도 활기가 넘쳤고 준서는 여전히 귀찮은 표정이었다. 하은이는 환자들이 대기실에서 기다리고 있는 모습을 보고 약간 주눅이 들어 있었다.

"선생님이 오라고 해서 오긴 했는데, 이제부터 뭘 하면 되나요?"

민지가 목소리를 낮춰서 말을 꺼내자 야옹 선생이 아이들을 돌아보며 말했다.

"음, 일단 옆에 앉아서 잘 보세요."

"그냥 보라고요?"

준서가 의아해하자 야옹 선생은 손으로 안경 모양을 만들어 눈에 갖다 대며 아이들을 보고 장난스럽게 말했다.

"그냥 보는 게 아니라 '잘' 보세요. 요렇게요."

진료 시간이 시작되자 환자들이 차례로 진료실로 들어왔다. 첫 번째 환자는 일흔 살이 넘어 보이는 할아버지였다. 체크무늬 남방에 면 반바지를 입은 할아버지는 얼굴을 찡그리고 온몸을 긁적이며 진료실에 들어왔다. 야옹 선생이 할아버지께 인사를 건네고는 질문을 시작했다.

"할아버지, 몸이 가려우신가요?"

"아이고. 어제부터 온몸에 두드러기가 나고 가려워 죽겄슈."

"그렇군요. 어제 특별한 일이 있었나요?"

"어제 꽃구경하러 나들이를 다녀왔는데, 그 이후로 그래유. 저 좀 살려 주셔유."

"흐음, 그렇군요. 어디, 몸에 난 두드러기를 한번 살펴볼까요?"

야옹 선생이 할아버지에게 두드러기를 보여 달라고 하자 할아버지가 옷을 올려 피부를 보여 주었다. 할아버지의 온몸에는 붉은색 두드러기가 나 있고 가려워서 긁은 자국들이 있었다. 야옹 선생이 돋보기를 들고 몸을 자세히 살피고 있는데, 갑자기 민지가 외쳤다.

"어, 선생님! 할아버지 다리에 무언가 박혀 있는 것 같아요!"

야옹 선생이 몸을 숙여서 할아버지 다리 쪽을 살폈다.

"오! 그렇군요. 이게 뭐지? 벌침이군요!"

할아버지가 그제야 무릎을 치며 말을 이었다.

"아, 그러고 보니께 벌에 쏘였어유. 벌침이 계속 박혀 있는 줄은 몰랐구만유."

야옹 선생은 민지가 발견한 벌침을 조심스럽게 뽑아 들어 할아버지에게 보여 드리며 설명했다.

"몸에 난 두드러기는 벌에 쏘인 후 발생한 알레르기 반응이네요. 벌침을 제거하고 알레르기 약을 먹으면 좋아지실 겁니다. 민지가 아주 잘 봤네요."

"아이고, 내가 눈이 어두워서 침이 박힌 줄도 몰랐구먼. 우리 학생 선생이 나를 구했구먼. 고마워유!"

야옹 선생의 칭찬과 할아버지의 감사 인사를 받은 민지는 기분이 좋아져서 의기양양해졌다.

"그냥 '잘' 보라고 하셔서 잘 봤더니 보였어요. 저도 신기하네요."

야옹 선생이 민지를 자랑스레 쳐다보며 덧붙였다.

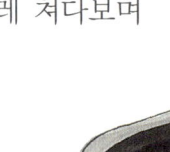

"의사가 환자를 만났을 때 가장 먼저 하는 것이 바로 잘 보기, 즉 관찰이에요. 환자의 얼굴색이나 표정, 행동 하나하나가 다 정보가 되거든요. 그리고 몸에 생긴 변화를 잘 관찰해야 해요. 보는 것뿐 아니라 아픈 곳을 직접 만져 보고, 청진기도 대 보고, 필요할 때는 여러 가지 도구를 이용해서 더 자세히 관찰해야 하죠."

"민지는 진짜 의사가 되고 싶긴 한가 봐."

준서의 말에 하은이도 부러운 눈으로 민지를 바라보았다.

"나도 잘 관찰하고 싶은데……."

그때 진료실로 다음 환자가 들어왔다. 두 번째 환자는 얼굴이 해쓱한 젊은 남자였다. 손으로 배를 움켜쥔 채로 야옹 선생에게 하소연하기 시작했다.

"선생님……, 저기……, 저는 배가 꼬르륵거리고 무지근하게 아파서 왔는데요."

"그렇군요. 배가 언제부터 어떻게 아프셨죠?"

"저기, 그러니까…… 2년 전부터 아프기 시작했는데요. 사실 큰 병원에 가서 이것저것 안 해 본 검사가 없어요. 검사 결과는 괜찮다고 하는데 그래도 자꾸 아프네요."

야옹 선생은 청진기를 꺼내며 환자에게 말했다.

"흐음, 그렇군요. 제가 배를 한번 볼게요. 침대에 좀 누워 보시겠어요?"

"네."

"청진기로 들어 보니 배에서 부글거리는 소리가 들리네요. 혹시 설사를 하시나요?"

"설사도 나왔다 변비가 생기기도 했다가 왔다 갔다 해요."

그러자 야옹 선생이 환자의 배 여러 군데를 눌러 보며 물었다.

"자, 제가 만질 때 아픈 곳이 있나요?"

"어이쿠, 배꼽 주변이 아파요."

"그렇군요. 아무래도 과민성 대장 증후군이 아닐까 싶네요. 걱정하실 것은 없지만 음식도 가려 먹어야 하고, 생활 습관도 건강하게 바꾸셔야 해요."

환자는 야옹 선생에게 어떤 것을 조심해야 하는지 설명을 한참 들은 뒤 진료실에서 나갔다. 준서는 환자가 나가고 나자 야옹 선생에게 속삭였다.

"선생님, 검사에서 아무 이상이 없다고 나왔는데, 배가 아픈 것은 왜 그렇죠? 혹시 꾀병 아닐까요? 저도 예전에 학교 가기 싫을 때 배 아프다고 한 적 있거든요."

야옹 선생이 준서의 말에 웃음을 터뜨리며 대답했다.

"여러 가지 검사가 질병을 진단하는 데 큰 도움을 주는 것은 맞지만, 그것이 환자의 아픔을 다 보여 주지는 못해요. 이 환자는 과민성 대장 증후군이라고 하는 병을 앓고 있는데, 검사에서 아무것도 나오지 않지만 환자가 아픈 것은 진짜거든요."

"음, 제 생각에도 검사에서 아무것도 안 나왔다고 해서 환자의 아픔을 꾀병이라고 단정하면 안 될 것 같아요. 저도 가끔 머리 아플 때가 있는데, 누가 꾀병이라고 하면 정말 기분이 안 좋거든요."

하은이가 속상한 표정을 지으면서 야옹 선생의 말에 동의했다.

"하은이가 좋은 지적을 해 주었네요. 의사는 일단 환자가 하는 말을 믿고 공감하는 마음이 있어야 해요. 그리고 이 환자가 병원에 온 진짜 이유를 잘 찾아야 하지요."

"진짜 이유라뇨? 아까 그 환자는 배가 아픈 게 이유 아니에요?"

민지가 궁금해하자 야옹 선생이 덧붙여 설명했다.

"그건 그렇지요. 배가 아파서 온 환자라고 해서 모두 같은 마음으로 오는 게 아니거든요. 어떤 환자는 배가 아픈 것 자체가 힘들어서 오기도 하고, 또 어떤 환자는 혹시 큰 병일까 봐 걱정돼서 오기도 하고, 어떤 환자는 자신의 아픔을 위로 받으려고 오기도 하지요. 그래서 환자의 마음을 잘 읽고, 진짜 이유를 찾아서 해결해 줘야 좋은 의사가 될 수 있어요. 어때요, 탐정과 비슷하지요?"

진료의 모든 것을 기록하는 차트

컴퓨터 모니터를 보며 무언가를 열심히 입력하는 야옹 선생을 보고 준서가 물었다.

"선생님, 그런데 컴퓨터에 뭘 그렇게 적는 거예요?"

"환자를 보고 나서 차트를 쓰는 거예요. 차트에 가장 먼저 적는 것은 바로 주소예요."

"집 주소요?"

아이들 셋이 동시에 놀라서 소리쳤다.

"아니, 집 주소 말고요. 환자가 병원에 찾아와서 주로 호소하는 증상을 '주소'라고 해요. 환자가 병원에 온 이유를 말하죠."

"그런데 지금 차트에 '배가 꼬르륵거리고 무지근하게 아프다.'라고 쓰셨네요? 크크, 너무 웃긴 말 아니에요?"

민지가 웃자 야옹 선생이 진지한 표정을 지으며 답했다.

"주소를 쓸 때는 최대한 환자의 표현을 그대로 적는 것이 좋아요. 방금 그 환자가 '배가 꼬르륵거리고 무지근하게 아파요.'라고 말했으니까 그것이 바로 주소가 되는 것이죠."

하은이도 질문을 더했다.

"주소 말고는 또 어떤 것들을 적나요?"

"환자의 진단에 도움이 될 만한 단서들을 모아서 적어 두지요.

증상이 언제부터 시작되었는지, 어떻게 아픈지, 어디가 얼마나 아픈지, 동반되는 다른 증상은 없는지 등을 물어보고 적어요."

"아, 그런 것들을 하나하나 다 물어봐야 되는 거예요? 저는 의사가 환자 얼굴만 보면 다 아는 줄 알았는데 이제 보니 환자한테 물어보는 거였네요?"

준서가 시시하다는 표정으로 묻자 야옹 선생이 천천히 설명을 해 나갔다.

"환자를 진단하고 치료하는 데 필요한 모든 정보는 환자에게서 나와요. 이렇게 환자의 이야기를 듣고, 궁금한 것들을 물어보는 과정을 충분히 거치고 나면 이후에는 '신체 진찰'을 하지요. 간혹 환자들 중에 의사가 이것저것 자세히 물어보면 화를 내시는 분들도 있어요. '오늘 어디가 아파서 오셨어요?' 하고 물었는데 '아니, 의사가 척 보면 알아야지, 내가 얘기를 해야 알아요?' 하고 말이에요. 그런 환자에게 정보를 얻어 내려고 실랑이를 하고 나면 진이 쭉 빠지죠."

하은이가 대신 한숨을 내쉬며 말했다.

"그냥 물어보는 걸로 다 알 수 있나요?"

"당연히 아니지요. 물어보는 것만으로는 부족하기 때문에 환자의 몸을 직접 진찰해야 해요. 아픈 부위를 돋보기로 관찰하고, 청

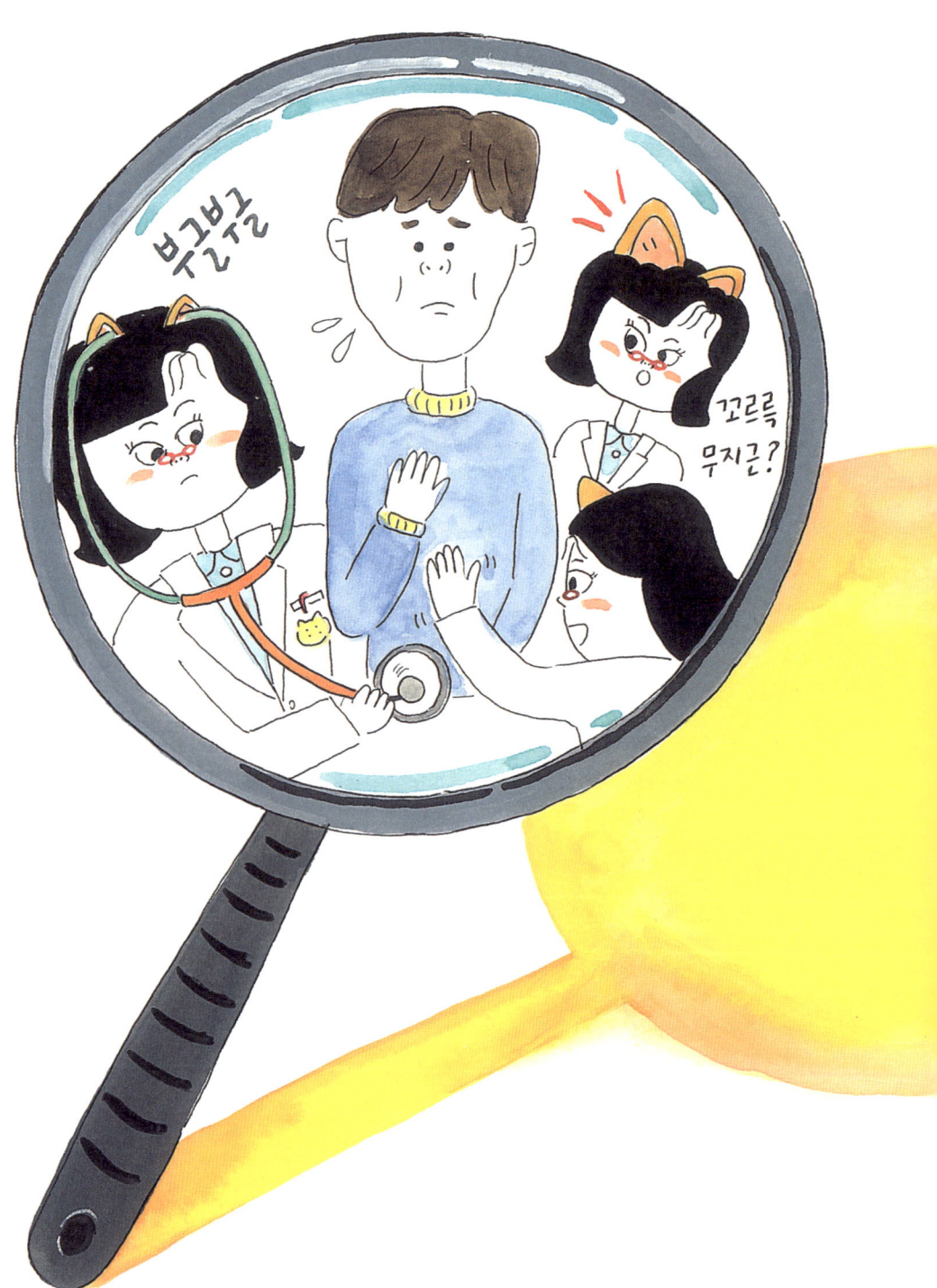

진기를 대 보거나 귓구멍이나 목구멍에 불빛을 비춰 보고, 배를 만져 보거나 하는 것들이죠."

"아하! 그래서 병원 가면 청진기를 가슴에 대거나 '아' 하고 입을 벌리라고 하는 거군요. 그게 다 단서를 모으는 과정이네요."

"민지 말이 맞아요. 환자의 이야기와 환자의 몸에서 관찰된 단서들을 가지고 일차적인 '판단'을 하죠. 환자의 상태에 해당하는 여러 가지 가능성 있는 질병들을 나열해 보는 과정을 거치는 거예요.

이때 환자의 나이가 몇 살인지, 남자인지 여자인지, 평소에 건강했는지, 특별한 병이 있었는지, 요즘에 유행하는 전염병이 있는지, 환자가 멀리 여행을 다녀온 적이 있는지, 술을 마시거나 담배를 피우는지, 가족들의 건강은 어떠한지를 종합해서 생각해야 해요.

그러고는 어떤 검사를 해야 하는지, 어떤 치료를 해야 하는지 계획을 세워야 하죠. 자, 방금 왔던 배가 아픈 환자의 차트에 무엇을 적었는지 한번 살펴볼까요?"

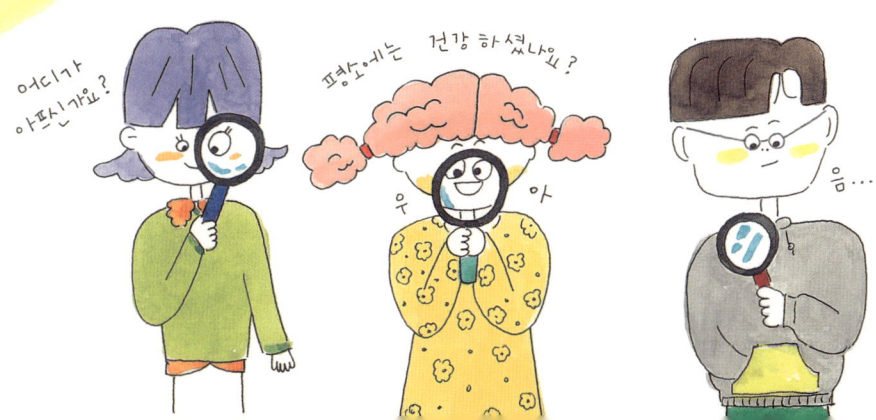

야옹 선생의 차트

이름/성별/나이	복통남/남/23
증상	배가 꼬르륵거리고 무지근하게 아파요.

병력 청취

언제부터 아픈가요?	2년 전부터.
정확하게 어디가 아픈가요? (손가락으로 짚어 보세요)	배꼽 주변이 아파요.
어떻게 아픈가요?	시리고 살살 아프다가 설사를 하기 전에는 쥐어짜듯이 아파요.
얼마나 자주 아픈가요?	하루에 한 번 정도.

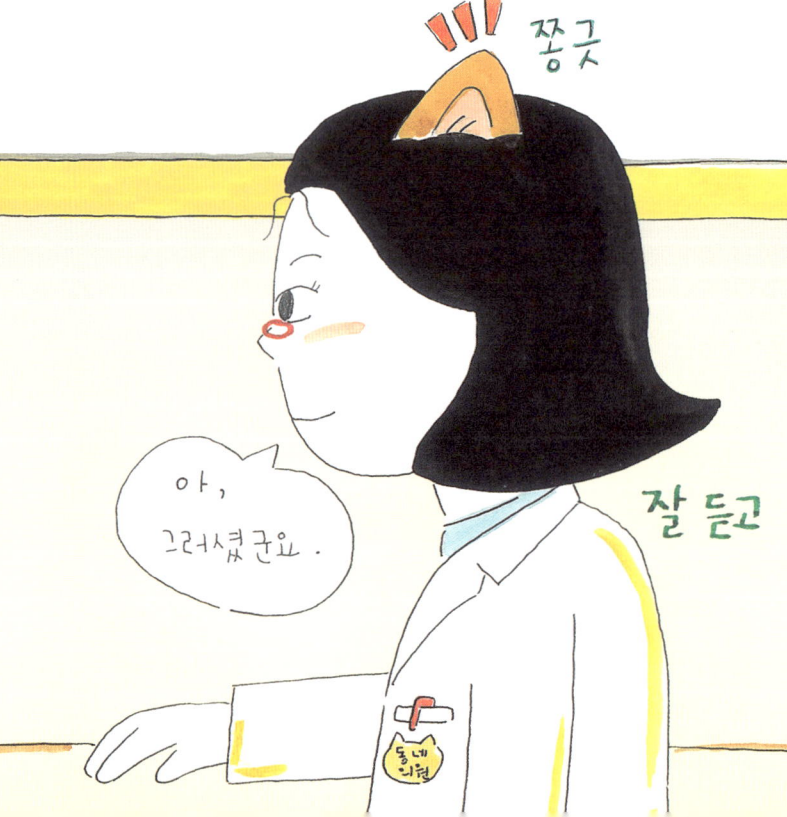

한 번 아프면 얼마나 오래 아픈가요?	10분 정도.
얼마나 많이 아픈가요?	많이 아플 때는 배를 움켜쥐고 있어야 할 만큼 아파요.
어떻게 하면 더 많이 아파지나요?	맵고 기름진 음식을 먹으면 나빠져요.
어떻게 하면 덜 아픈가요?	설사를 하고 나면 좀 좋아져요.
다른 증상들은 무엇이 있나요?	설사, 간혹 변비.
다른 단서들은?	큰 병원에서 이것저것 검사를 다 해 봤는데 아무런 이상이 없었어요.

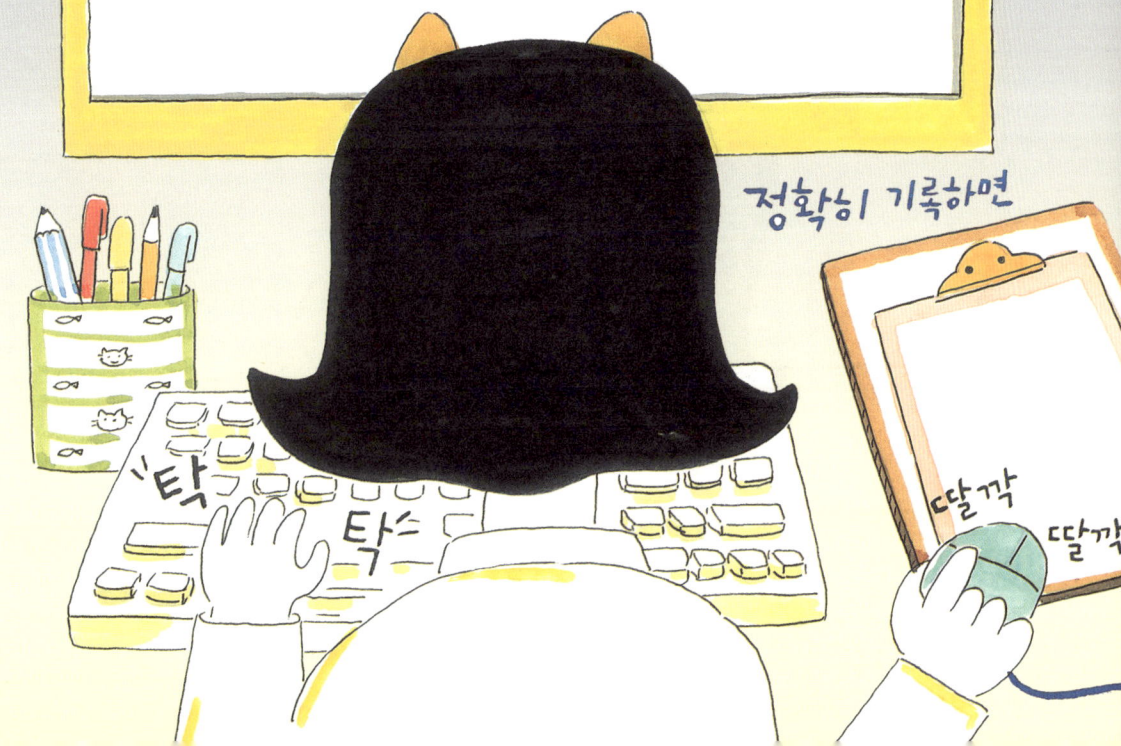

정확히 기록하면

신체 진찰

배 소리 청진? 부글부글 소리가 들린다.

배를 두드렸더니? 아프지 않다.

배를 눌러 보니? 배꼽 주변이 아프다.

가능성 있는 진단

과민성 대장 증후군. 만성 염증성 장염은 가능성 적음.

검사 및 치료 계획

일단 식사와 생활 습관을 조절하면서 상황을 지켜봅시다. 열이 나거나 몸무게가 빠지거나 증상이 점점 심해진다면 다시 진찰해 봅시다.

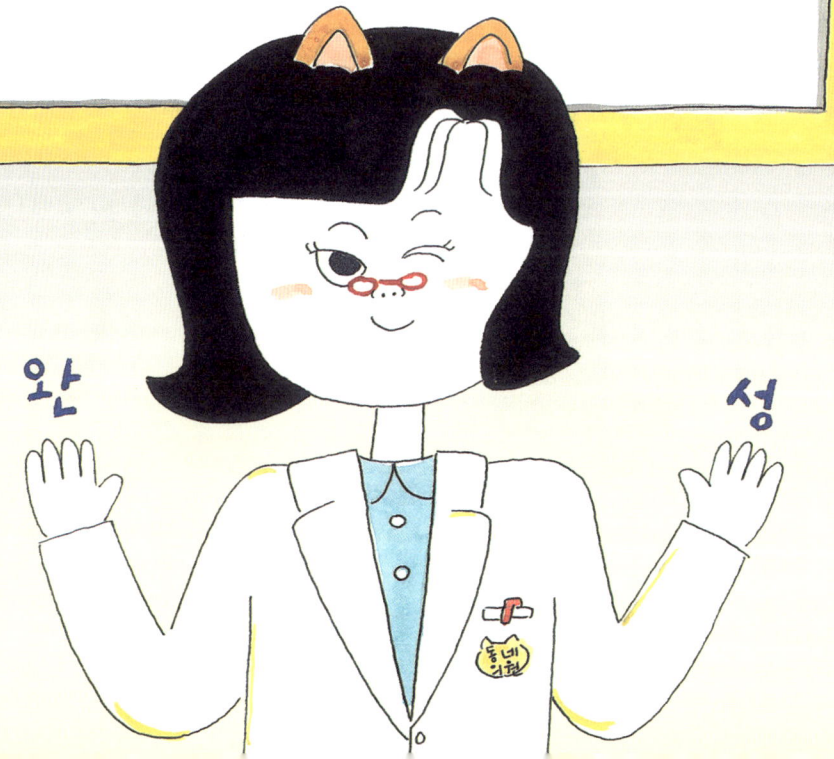

완 성

이외에도 대기실에는 다양한 환자들이 진료를 받기 위해 기다리고 있었고, 야옹 선생은 한 명씩 환자들을 진료해 나갔다. 감기에 걸려서 기침이 나고 목이 아픈 학생, 알레르기 비염으로 콧물이 줄줄 흐르는 할머니, 키우던 강아지에게 물려서 달려온 남학생, 예방접종을 맞으러 온 어린이, 당뇨약을 받으러 온 아주머니, 혈압이 너무 높아 찾아온 아저씨, 끔찍한 장면을 보고 난 뒤로 가슴이 두근거린다는 아가씨, 열이 나서 엄마에게 업혀 온 아기, 암이 의심된다며 울상을 하고 온 아주머니 등 각양각색의 환자들이 진료를 받고 나갔다. 숨죽이며 진료를 지켜보고 있던 민지가 말했다.

"와! 그런데 선생님은 어떻게 이렇게 다양한 환자들을 다 보시는 거예요?"

"나는 가정의학과 의사예요. 가정의학과 의사는 기본적으로 모든 질환을 다룰 수 있어야 해요. 가벼운 질병들은 직접 치료하고, 고혈압이나 당뇨병이 있어서 꾸준히 건강 관리를 해야 하는 분들을 도와주죠. 그리고 입원이 필요하거나 수술을 해야 하는 환자들이 있으면 큰 병원으로 보내요. 자, 오늘 진료는 끝! 오늘 이 선생님이 기대했던 미션을 잘 수행했으니까 내일도 또 나와서 도와주세요."

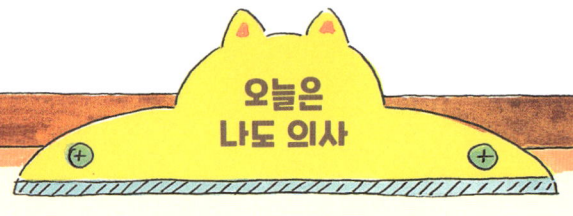

진료 차트 적기

야옹 선생님의 차트를 살펴보고, 가족들 혹은 친구들을 환자로 삼아 차트 적기 연습을 한 번 해 볼까요?

이름 :
성별 :
나이 :

증상
환자의 말을 그대로 적습니다.

병력 청취

언제부터 아픈가요?

정확하게 어디가 아픈가요(손가락으로 짚어 보세요)?

어떻게 아픈가요?

얼마나 자주 아픈가요?

한 번 아프면 얼마나 오래 아픈가요?

얼마나 많이 아픈가요?

어떻게 하면 더 많이 아파지나요?

어떻게 하면 덜 아픈가요?

거기 말고 다른 곳도 같이 아픈가요?

아픈 것 말고 또 다른 증상이 있나요?

다른 단서들은?

신체 진찰

진찰을 해 봅시다.

눈으로 아픈 곳을 관찰해 봅시다. 어떤가요?

손으로 아픈 곳을 만져 봅시다. 어떤가요?

가능성 있는 진단

진단을 나름대로 해 봅시다.

검사 및 치료 계획

계획을 나름대로 세워 봅시다.

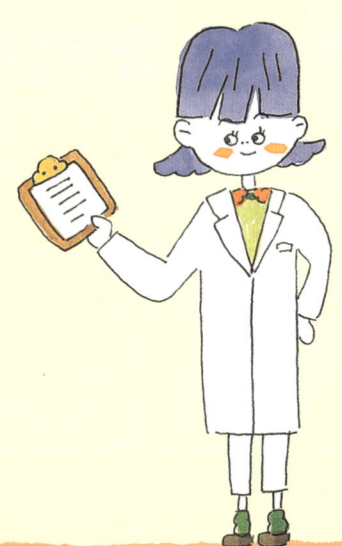

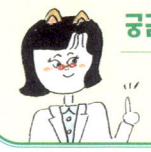 궁금증 해결!

청진기 사용법

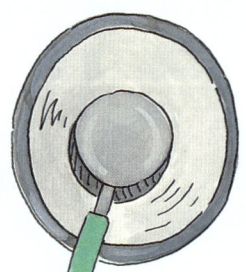

의사들이 항상 매고 있는 청진기는 어떻게 사용하나요? 청진기를 통해 무엇을 알 수 있나요?

청진기로 할 수 있는 일들은 생각보다 다양해요. 주로 폐 소리를 들을 때, 심장 소리를 들을 때, 배 소리를 들을 때, 혈압을 잴 때 청진기를 사용하지요. 청진기로 들으면 정상적인 폐 소리는 부드러운 바람 소리 같지만 폐렴이 있으면 '보글보글' 가래 끓는 소리가 들리고, 천식이 있으면 내쉬는 숨소리에 '쌔액쌔액' 하는 소리가 들려요.

정상적인 심장 소리는 심장의 판막들이 닫힐 때 나는 소리인데 청진기로 들으면 '두근두근' 하고 두 개의 소리('두' 소리와 '근' 소리)가 들려요. '두'에 해당하는 소리는 심방과 심실 사이에 있는 판막들이 닫히는 소리이고, '근'에 해당하는 소리는 심실에서 폐동맥이나 대동맥으로 연결되는 부위에 있는 판막들이 닫히는 소리예요.

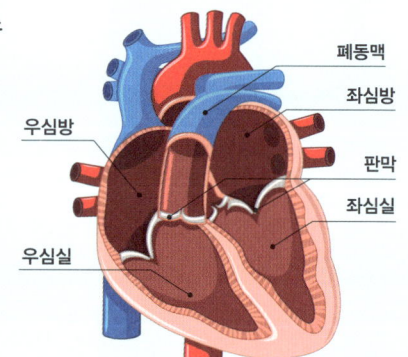

그래서 판막에 이상이 생기면 심장 소리가 달라지지요. 의사들은 청진기로 심장 소리를 듣고 어떤 판막에 어떤 이상이 있는지 알 수 있어요. 혹시 청진기가 있다면 가족들의 심장 소리를 자세히 들어 보세요. 심장 소리가 '두근' 하지 않고 다른 소리가 난다면 심장에 대한 진찰을 해야 할 수도 있어요.

📙 청진기는 작은 소리를 증폭해서 들려주기 때문에 청진기를 귀에 꽂고 있는 상태로 청진기 소리판에 큰 소리를 지르면 절대 안 됩니다.

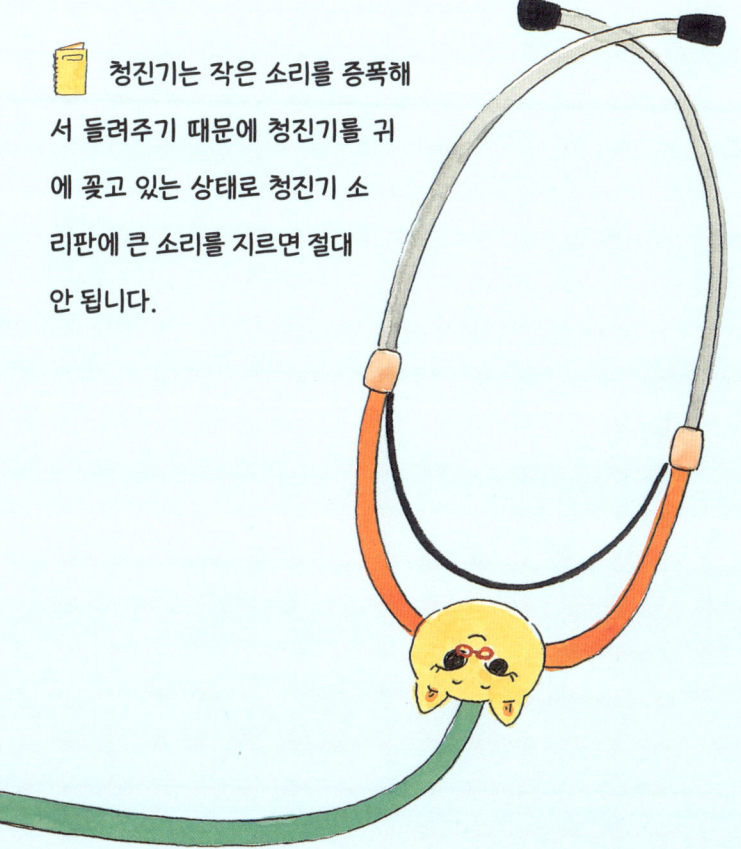

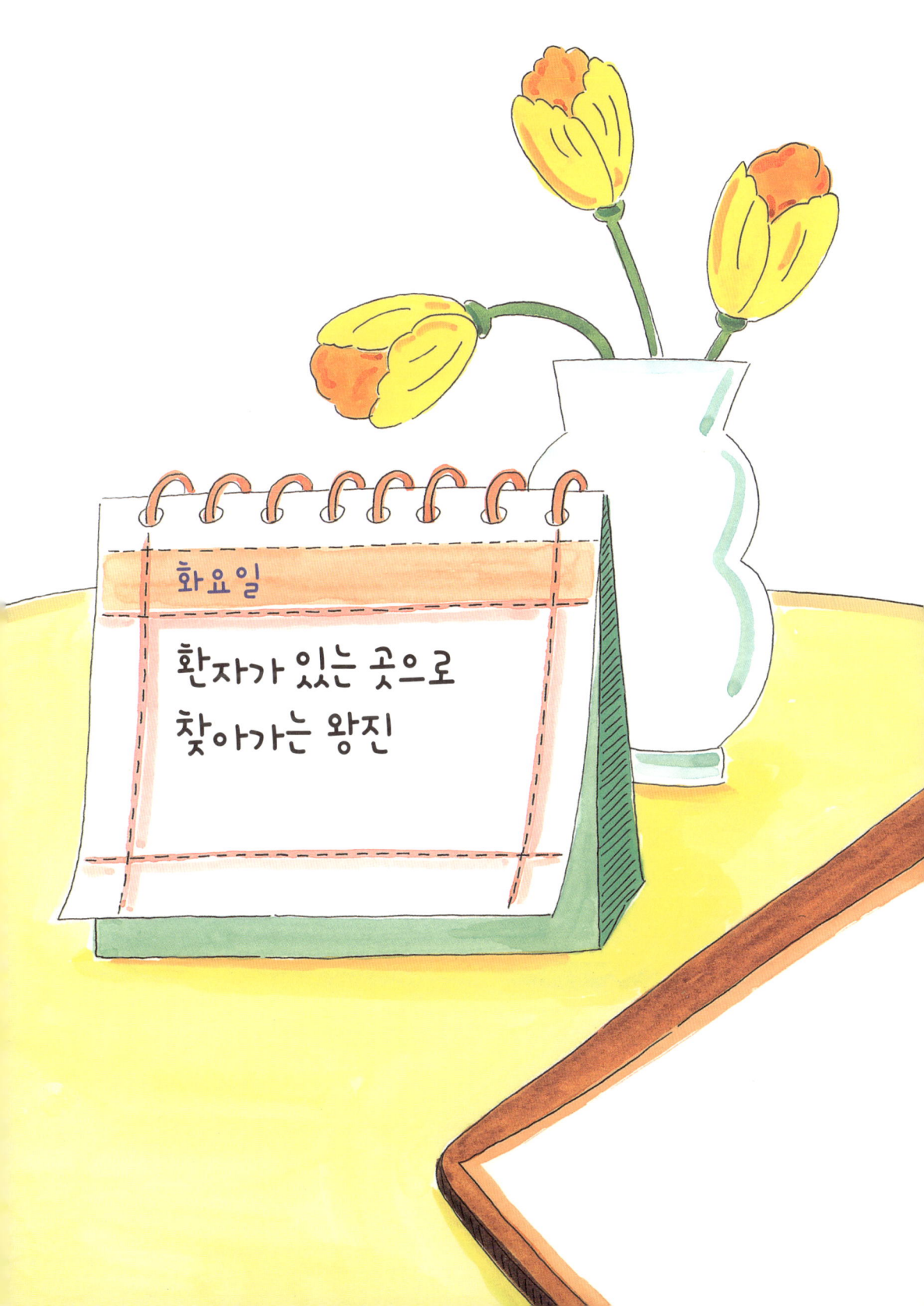

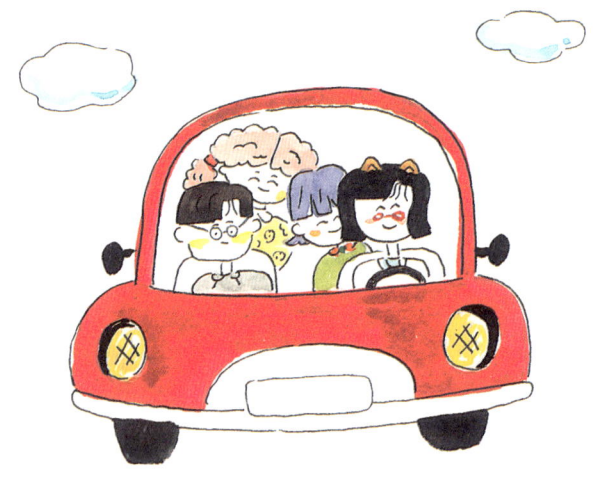

도움이 필요한 환자를 만나러 가다

둘째 날에도 아이들이 약속대로 '동네의원'에 모이자 야옹 선생이 반갑게 맞으며 인사했다.

"안녕하세요, 친구들. 오늘은 이곳 병원이 아니라 환자들이 있는 곳으로 찾아갈 거예요. 장애가 있거나 몸이 많이 아파서 움직이기 힘들고 병원에 나오기 어려운 분들이 많거든요. 이렇게 환자가 있는 곳으로 의사가 직접 찾아가는 것을 왕진이라고 해요."

"우아! 의사는 병원에서만 일하는 줄 알았는데, 직접 환자의 집으로 찾아가기도 하는군요!"

민지가 벌써 자리에서 일어나며 부산을 떨었다.

"음, 아직은 모든 병원에서 왕진을 하지는 않아요. 내가 일하는 병원에서도 직접 집으로 찾아가 아픈 사람들을 만나기 시작한 것은 얼마 전부터예요. 그렇지만 왕진은 꼭 필요한 진료라서 앞으로 더 많은 의사가 참여할 거예요."

아이들은 야옹 선생의 차를 타고 함께 왕진을 나섰다. 목적지로 향하며 야옹 선생이 첫 번째 환자에 대해서 설명해 주었다.

"자, 첫 번째 만날 환자분은 시각 장애인이에요. 원래는 눈이 잘 보였는데 병에 걸려 1년 전부터 완전히 시력을 잃었어요. 그런데 어제부터 열이 난다고 연락이 와서 찾아가 보기로 했어요."

환자의 집에 도착하자 야옹 선생은 아이들을 간단히 소개하고 바로 진료를 보기 시작했다.

"그동안 잘 지내셨어요? 갑자기 열이 난다고 하던데, 혹시 특별히 아픈 곳이 있나요?"

"네. 목이 너무 아파요. 머리도 조금 아프고요."

"그렇다면 제가 목을 한번 보겠습니다. 흠, 편도염이군요. 약 처방을 해 드릴게요. 그런데 눈 때문에 불편하지는 않으세요?"

"이제 꽤 적응했어요. 다만 인터넷으로 노래 듣는 게 취미였는데 눈이 안 보이고부터는 자유롭게 음악을 듣지 못해서 아쉬워요."

환자분의 대답에 야옹 선생보다 준서가 먼저 나섰다.

"어……, 휴대폰에 음성 인식 기능이 있으면 인터넷으로 노래를 찾아서 들으실 수 있어요."

"그런 기능이 있어요? 그런데 내가 어떻게 하는지 몰라서……."

"휴대폰을 저에게 주시면 알려 드릴게요."

준서는 한참 음성 인식 기능에 대해 설명을 해 드렸다. 준서의 설명을 듣고 음성 인식 기능을 사용해 노래를 틀 수 있게 된 환자는 감격스러운 목소리로 고마움을 전했다.

"이제 내 인생에 노래가 돌아왔네요. 고마워요, 학생!"

"아니에요, 간단한 기능인 걸요."

아이들과 환자의 집을 나선 야옹 선생은 준서를 보며 말했다.

"방금 준서 학생은 그분을 치료했네요."

"네? 치료는 아닌 것 같은데요."

준서가 쑥스러워하며 머리를 긁적이자 야옹 선생이 기특해하며 말을 이었다.

"환자의 아픈 곳을 치료하는 것뿐만 아니라 일상생활을 잘할 수 있도록 돕는 것도 치료예요. 재활의학과에서는 그런 것을 '작업 치료'라고 부르지요. 환자분은 이제 가장 하고 싶은 것을 할 수 있으니 좀 더 건강해지실 거예요. 건강이라는 것은 몸만 건강해서 되는 것이 아니거든요. 마음의 건강도 중요해요."

"스마트폰에 대한 지식이 환자의 건강에 도움이 될 수도 있는 거네요."

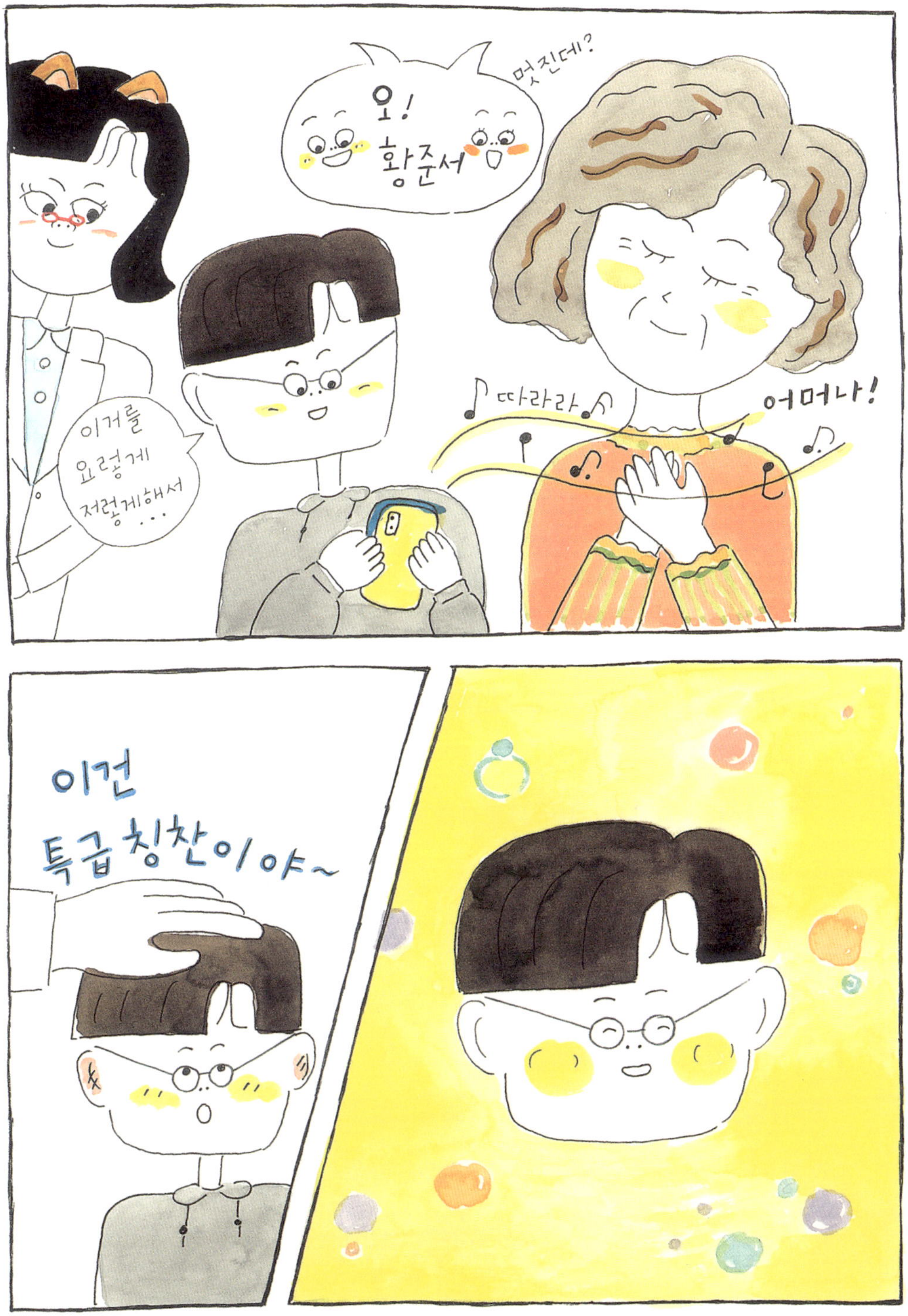

이거를
요렇게
저렇게해서
...
오!
황준서
멋진데?
따라라
어머나!
이건
특급 칭찬이야~

준서가 뿌듯한 표정으로 말했다.

"그럼요. 첨단 기술이나 지식들을 잘 활용하면 많은 사람의 건강에 도움을 줄 수 있어요. 특히 방금처럼 장애가 있는 분들에게는 더 그럴 수 있죠. 두 번째 환자는 뇌경색으로 왼쪽 팔다리를 쓰지 못하는 할머니예요. 뇌경색은 뇌로 가는 혈관이 막혀서 뇌의 기능이 마비되는 질병이에요. 몸을 잘 움직이지 못해서 식사도 제대로 못 하고, 화장실도 잘 가지 못하고 누워서만 지내시죠. 그래서 제가 정기적으로 방문해서 건강 상태를 살피고 있어요."

할머니 집에 도착하자 야옹 선생이 반가운 목소리로 인사를 건네었다.

"어르신, 저 왔어요. 야옹 선생입니다."

"아이고, 우리 선생님 오셨어요? 내가 일어나야 하는디……."

"어르신. 오늘은 어린이 선생님들과 같이 왔답니다."

소개를 받은 아이들은 나란히 서서 할머니께 인사를 드렸다.

"안녕하세요!"

"아이고, 이뻐라. 내가 몸만 성했어도 맛있는 거 많이 해 줄 건디, 이래 가지고 미안하네."

"아녜요, 할머니. 제가 뭐 도와드릴까요?"

평소에 소극적이던 하은이가 웬일로 불쑥 나섰다.

"그럼, 저기 물 한 잔만 떠다 줄래요?"

"네, 할머니. 제가 물 떠다 드릴게요."

하은이를 흐뭇하게 보던 야옹 선생이 할머니께 질문하기 시작했다.

"어르신, 요새 식사는 제대로 드세요? 잠은 잘 주무시고요? 어디 아픈 곳은 없으세요? 특별한 일은 없으시고요?"

"그냥 그럭저럭 지내지요. 아픈 것도 비슷허고. 매일 이렇게 누워 있으니 텔레비전만 보지, 특별한 일이 있겠어요?"

할머니의 기운 없는 목소리에 하은이가 다시 말을 꺼냈다.

"할머니, 제가 요새 유행하는 노래 불러 드릴까요?"

"아이고, 우리 어린이 선생님이 한 곡 불러 주면 아픈 게 없어질 것 같네요."

그러자 하은이가 벌떡 일어나 수줍게 목소리를 가다듬더니 노래를 불렀다.

"사랑을 했다, 우리가 만나, 지우지 못할 추억이 됐다!"

하은이의 즉석 공연에 할머니가 웃음을 터뜨렸다.

"하하호호. 참, 목소리도 곱네요. 어린이 선생님 덕에 정말 오랜만에 웃었네요. 고마워요."

할머니의 말에 하은이가 한껏 행복한 표정을 지었다. 야옹 선생

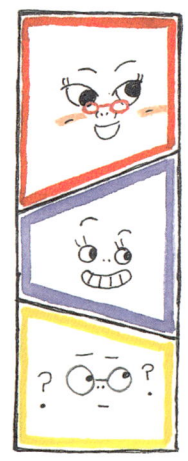
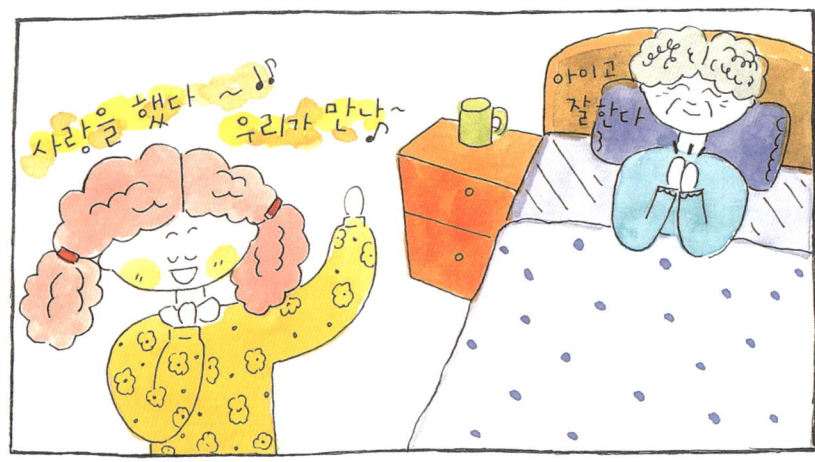

이 할머니의 누운 자리를 살피고는 당부했다.

"어르신, 그럼 다음에 또 오겠습니다. 불편한 곳이 있으면 바로 연락 주셔야 해요."

"네, 선생님. 참 감사하고 감사합니다."

아이들과 야옹 선생은 할머니 집을 나섰다.

"안녕히 계세요!"

"그래요. 또 봐요!"

그런데 집을 나서자마자 길거리에서 하은이가 눈물을 펑펑 흘리기 시작했다. 준서가 깜짝 놀라 외쳤다.

"야, 왜 이래? 쪽팔리게!"

"우리 할머니 생각이 너무 나서. 우리 할머니도 돌아가시기 전에 몇 년 동안 누워만 계셨거든. 그때 내가 할머니 안마도 해 드리고 노래도 불러 드렸는데, 엉엉. 저 할머니를 보니까 우리 할머니 얼굴이 겹쳐서 너무 마음이 슬펐어. 엉엉!"

야옹 선생이 하은이의 어깨를 토닥였다.

"하은이처럼 다른 사람의 아픔을 자신의 아픔처럼 느끼는 능력을 공감 능력이라고 해요. 의사에게 아주 중요한 자질이죠. 하지만 울기만 해서는 좋은 의사가 될 수 없어요. 할머니에 대한 슬픈 마음을 의사가 되어 환자들을 돕겠다는 마음으로 바꿔 보세요."

울음을 그친 하은이가 야옹 선생의 말에 고개를 끄덕였다. 곁에서 지켜보던 민지가 말했다.

"솔직히 말하면 동네 병원 의사는 좀 심심할 것 같았는데, 하는 일이 엄청 다양하네요. 역시 저는 의사가 꼭 되어야겠어요. 선생님, 의사가 되려면 어떻게 해야 되나요?"

야옹 선생이 웃으며 대답했다.

"일단 의과 대학에 가야 하지요. 의사는 법적으로 의사 면허가 있어야 할 수 있고, 의사 면허를 따려면 의대를 졸업하고 국가시험인 '의사 국가 고시'에 합격해야 해요."

궁금해하는 아이들을 위해 야옹 선생이 설명을 덧붙였다.

"의사 국가 고시란 의대에서 배운 모든 것을 정리하는 시험이죠.

의사들의 수능 시험이라고 보면 돼요. 의사가 되기 위해서는 필기 시험과 실기 시험에 모두 합격해야 하지요."

"실기 시험도 있어요?"

준서가 놀라 되물었다.

"진짜 의사가 되기 전에 이 사람이 환자를 볼 만한 능력이 있는지를 시험해 보는 것이죠. 실기 시험을 칠 때는 연기를 하는 가짜 환자를 보게 되는데, 그 환자를 진찰하면서 필요한 정보를 모으고, 자신의 의학적 지식을 최대한 발휘해서 진단을 하고, 어떻게 치료할 것인지 계획을 세우고, 그것들을 차트에 써야 해요. 거기다가 환자와 얼마나 의사소통을 잘하는지도 봐요."

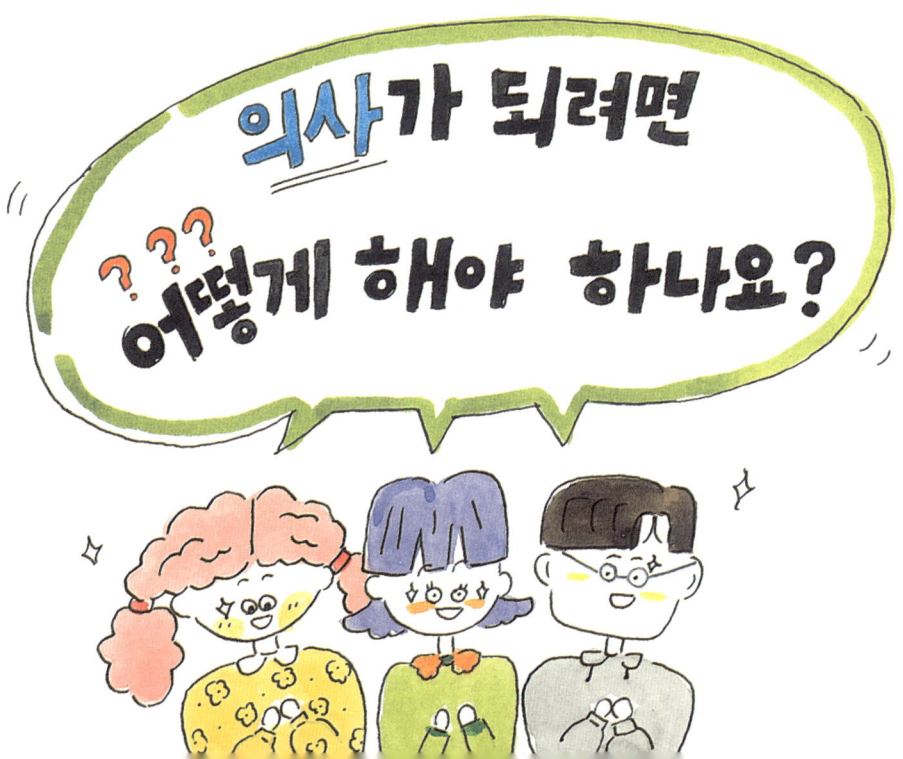

"우아! 진짜 의사처럼 하는 거군요."

민지가 당장이라도 의사가 될 듯이 신나서 외쳤다.

"그렇죠? 그러니까 의대에 합격하고 나서도 졸업을 하고 진짜 의사가 되려면 공부를 열심히 해야 하지요."

야옹 선생이 계속 공부를 열심히 해야 한다는 말을 하자 민지와 준서가 입을 삐죽거렸다.

"왜 공부를 해야 하느냐는 질문에 이렇게 대답하면 어떨까요? 환자를 진료하고 사람의 생명을 다루는 직업이기 때문에 공부를 게을리하면 환자에게 피해를 줄 수도 있어요. 해부학도 제대로 공부하지 않은 사람에게 환자의 몸을 맡길 수는 없지 않겠어요? 그런 의미에서 내일은 의사를 길러 내는 의과 대학이 있는 대학 병원을 둘러보러 가기로 해요."

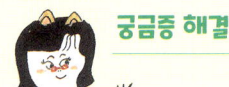

의사 vs 인공지능

 인공지능이 의사를 대체할 수 있을까요?

인공지능 AI가 의사가 하는 일의 일부를 맡을 수 있을지 모르지만 의사의 역할 전체를 대신하긴 힘들 거예요. 의사는 의학적인 판단을 통해 환자에게 약을 처방하거나 적절한 치료를 하는 역할도 하지만 기본적으로 환자의 아픔을 어루만지고 안심시키는 역할을 해야 하거든요. 이것은 사람과 사람이 서로 믿고 소통하면서 생기는 것이기 때문에 인공지능이 대체하기 힘든 부분이죠.

응급 상황에서의 판단도 문제예요. 사람의 몸은 아주 복잡하기 때문에 컴퓨터에 수치만 넣어서는 알 수 없는 문제들이 많이 있어요. 하지만 의사는 자주 보던 환자의 얼굴만 봐도 이 사람이 얼마나 아픈 상황인지 알 수 있죠. 복잡한 수술을 할 때에도 마찬가지예요. 사람마다 몸의 구조가 다 다르고 수술할 때 갑작스러운 상황이 생길 수 있기 때문에 인공지능이 이 모든 것을 대체할 수는 없답니다.

의사 vs 인공지능, 여러분의 생각을 이야기해 보세요.

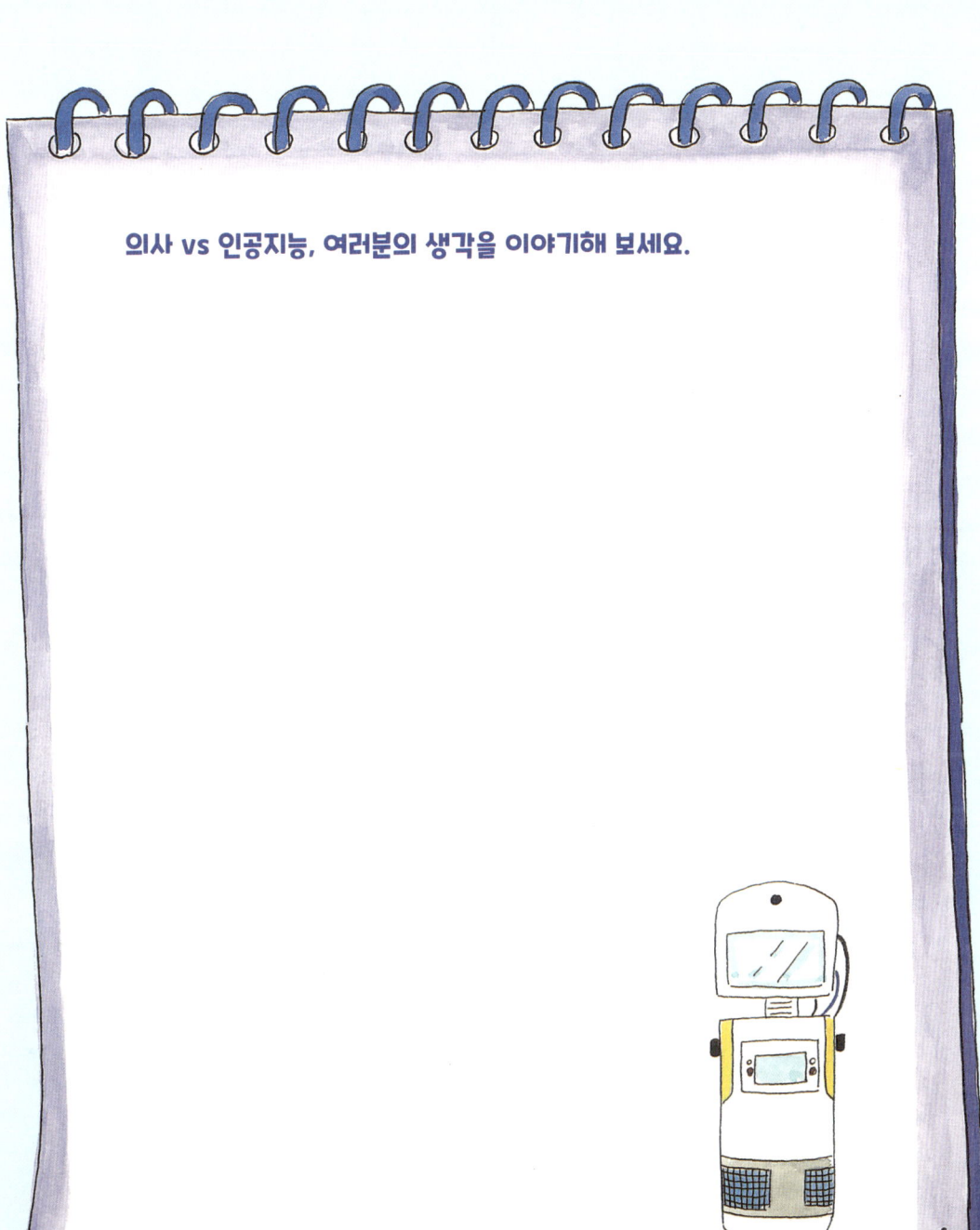

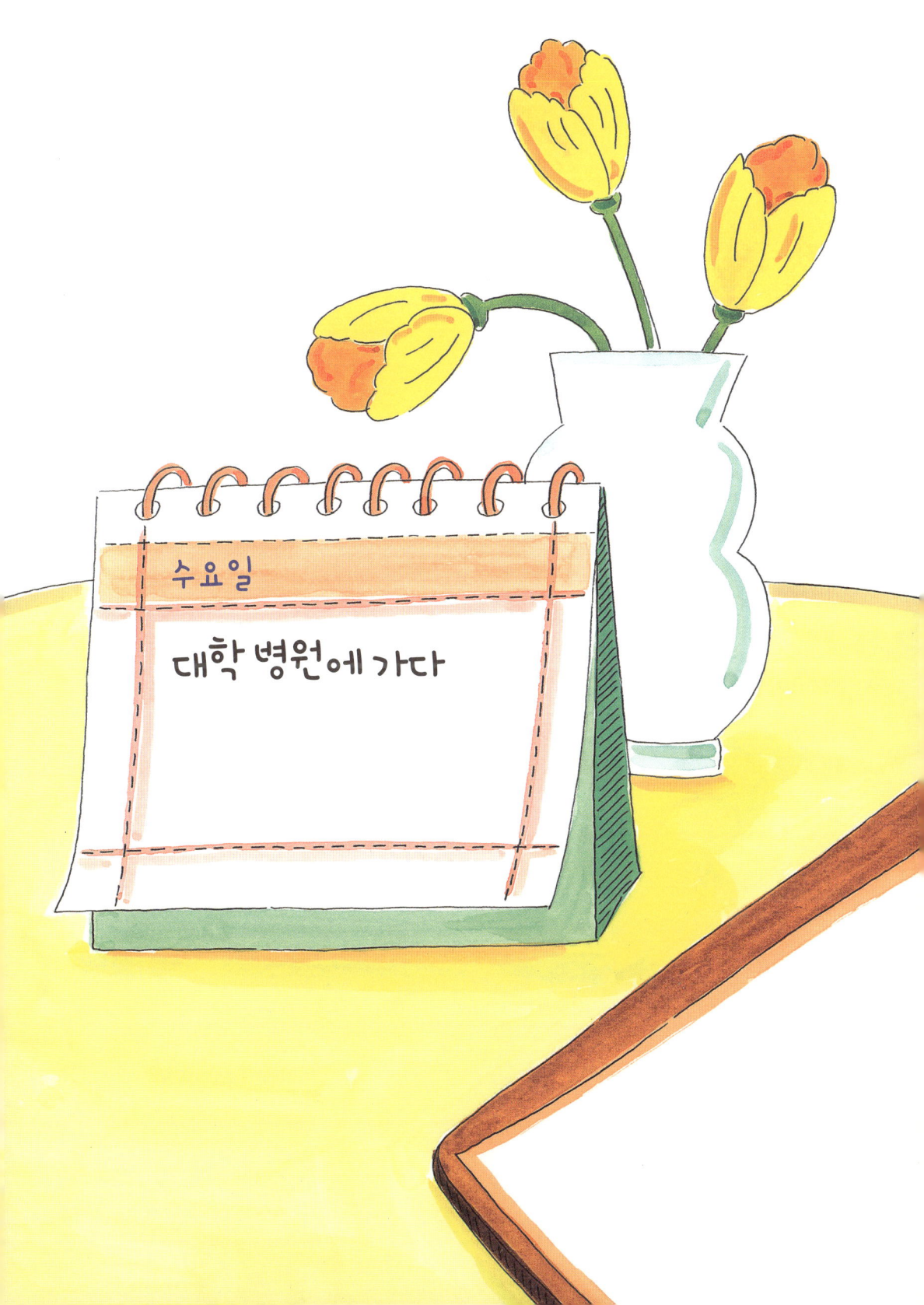

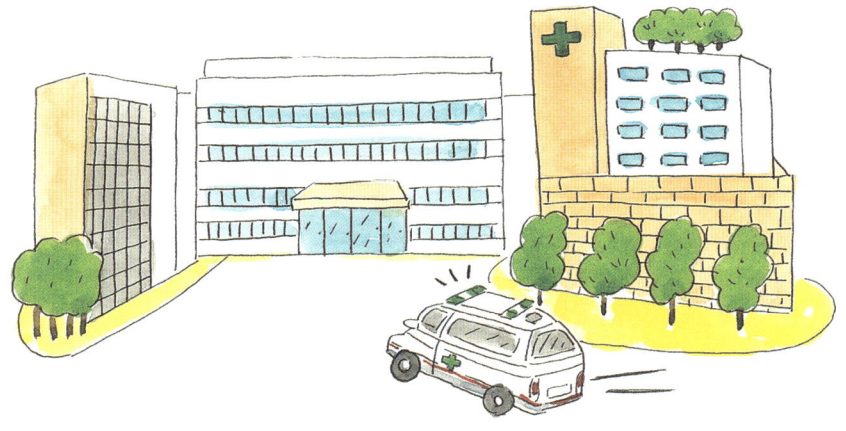

이토록 다양한 의학 전공 분야

셋째 날, 아이들과 야옹 선생은 야옹 선생이 졸업한 의대가 있는 대학 병원으로 견학을 갔다. 10층이 넘는 큰 건물 입구로 들어가니 넓은 로비에 많은 환자와 보호자들이 앉아 있거나 서 있었다. 대부분은 대기실 의자에 앉아 있고 간혹 직원들에게 무언가를 물어보거나 이야기를 듣는 사람도 있었다. 병원의 직원들도 정신없이 자기 할 일을 하느라 바빴다. 야옹 선생이 먼저 아이들에게 오늘 알아볼 것들을 소개했다.

"이 병원에는 내가 아는 선생님들이 많이 있으니까 한번 둘러보면서 무슨 과들이 있는지, 각 과에서는 무슨 일들을 하는지 알아보면 좋겠어요. 실제로 수술이 어떻게 진행되는지도 지켜볼 거예요."

"저는 아직 크게 아파 본 적이 없어서 이렇게 큰 병원에는 처음와 봐요."

준서는 주변을 두리번거렸고, 하은이는 기억을 더듬는 표정으로 말했다.

"나는 전에 할머니가 입원하셨을 때 와 봤어."

1층에는 구급차가 사이렌을 울리며 들어오는 응급실이 있고, 2층과 3층에는 외래 진료실이, 4층에는 수술실이, 5층부터 10층까지는 입원실이 있었다.

"자, 대학 병원에는 다양한 과의 의사들이 같이 일하고 있어요. 그만큼 의사도 많고 간호사도 많고 그 외 직원들도 엄청나게 많아요. 당연히 환자들도 많지요. 암과 같은 큰 병을 진단받았거나 수술을 해야 하거나 심각한 질병으로 입원을 해야 하는 환자들이 대부분이에요. 그러니 질서를 잘 지키면서 조용히 다녀야 해요."

민지가 질문했다.

"어떤 과들이 있어요?"

"대학 병원에는 거의 모든 과가 모여 있어요. 의사가 할 수 있는 일들을 크게 나누자면 기초 의학, 임상 의학으로 나눌 수가 있어요. 기초 의학과는 의학의 기본이 되는 연구들을 하고 이것들을 정리해서 환자에게 적용할 수 있도록 하는 역할을 하지요. 미생물학, 해부학, 생리학, 병리학, 생화학과 같은 기초 학문들이 여기에 속

해요. 임상 의학과는 환자를 진료하는 과정에 직접 관계된 과들을 말해요. 환자를 직접 보는 과와 직접 보지 않는 과로 나눌 수 있는데, 환자를 직접 보는 과도 수술을 하는 과와 하지 않는 과로 나누어지죠. 표로 한눈에 정리해 볼까요?"

의학의 전공별 분류

기초 의학	임상 의학		
	직접 진료를 하지 않는 과	직접 진료를 하는 과	
해부학 생리학 조직학 생화학 미생물학 병리학 기생충학 발생학 약리학	병리학과 진단검사의학과 영상의학과 핵의학과 예방의학과 법의학과 의료관리학과	수술을 하지 않는 과	수술을 하는 과
		내과 소아과 가정의학과 신경과 정신건강의학과 피부과 재활의학과 마취통증의학과 직업환경의학과 방사선종양학과	외과 산부인과 정형외과 신경외과 흉부외과 성형외과 비뇨기과 이비인후과 안과 응급의학과

"우아, 전공할 수 있는 과가 정말 많네요. 처음 들어 보는 과들도 있어요."

"민지 말이 맞아요. 처음 들어 보는 생소한 과들에 대해서 더 알아볼까요?"

 병리학과

병리학과 의사는 사람의 장기나 조직, 세포를 직접 눈으로 보거나 현미경으로 본 후 정확한 진단을 내리는 일을 해요. 수술로 떼어 낸 장기의 일부는 병리학과로 보내지고 병리학과 의사들이 암세포가 있는지, 수술이 충분히 잘 되었는지 아닌지를 판단하지요. 어떤 경우에는 수술 도중에도 암이 있는지 확인하기 위해 조직을 얼려서 병리학과 의사에게 보내기도 해요. 만약에 잘라 낸 조직 부위에 암세포가 포함되어 있으면 더 크게 떼어 내야 하니까요. 수술뿐만이 아니라 내시경을 비롯한 여러 가지 검사로 사람 몸의 일부를 떼어 냈을 때에도 병리학과 의사에게 보내 진단을 받아요. 한마디로 최종 진단을 내리는 의사죠.

📋 진단검사의학과

병리학과가 사람에게서 떼어 내거나 잘라 낸 조직을 가지고 검사를 한다면, 진단검사의학과는 그 이외의 모든 것을 검사한다고 보면 돼요. 예를 들어 피, 소변, 대변, 침, 가래, 고름, 진물, 머리카락 등이죠. 병원에 가서 피를 뽑으면 진단검사의학과에서 검사를 하고 결과를 받지요. 진단검사의학과에서는 의사뿐 아니라 많은 임상병리사들이 같이 일을 하기 때문에 팀워크를 잘 유지하는 것이 중요해요.

📋 영상의학과

과거에는 방사선을 이용한 촬영이나 전산화 단층촬영(CT)을 주로 했기 때문에 방사선과라고 불렸지만 요즘에는 이외에도 초음파, 자기 공명 영상(MRI)처럼 방사선을 이용하지 않는 검사들도 하기 때문에 영상의학과로 이름을 바꾸었어요. 영상의학과라는 이름에서 알 수 있듯이 사람의 몸을 영상(사진)으로 보여 주기 때문에 진단을 할 때 꼭 필요한 과예요. 또 최근에는 중재 치료라고 해서 영상 검사로 막힌 혈관을 찾아내 뚫거나, 피가 나고 있는 혈관을 찾아내 지혈을 하거나, 몸에 고름이 고여 있는 부분을 찾아내 관을 넣어 빼내는 등 치료의 역할도 하고 있어요. 컴퓨터를 잘 다루면 영상의학과 의사가 되었을 때 도움이 된답니다.

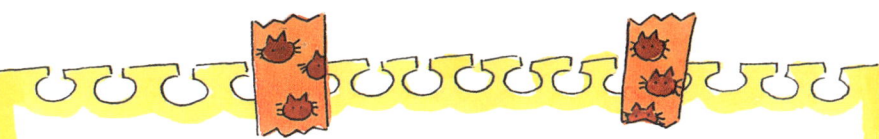

 핵의학과

방사성 동위 원소에서 나오는 방사선을 이용해 환자의 상태를 진단하고 치료하는 최첨단 과예요. 방사성 동위 원소란 방사선을 뿜어내는 물질을 말해요. 어떤 방사성 동위 원소는 암세포에 잘 달라붙기 때문에 몸에 넣었을 때 방사선이 어느 부분에서 나오는지 사진을 찍어서 암세포의 위치를 알아낼 수 있지요. 의학과 핵물리학을 접목시킨 과이기 때문에 물리학에 관심 있는 학생이 가면 좋아요.

 예방의학과

예방의학과는 전체 국민의 건강과 관련된 여러 가지 문제들을 조사해 해결하고 미리 질병을 예방하는 방법을 연구하지요. 예를 들어 메르스나 코로나19와 같은 신종 감염병이 유행할 때 유행을 늦추거나 이를 막기 위해 어떻게 행동해야 하는지 연구해서 사회적 거리 두기, 생활 속 거리 두기와 같은 실제 행동 지침들을 만드는 역할을 해요. 국가의 건강 정책들을 다루기도 하기 때문에 질병관리청이나 보건복지부의 공무원이 되는 예방의학과 의사들도 꽤 있지요. 우리 공동체를 위협하는 질병들을 예방하는 의사가 되고 싶다면 예방의학과를 선택하세요.

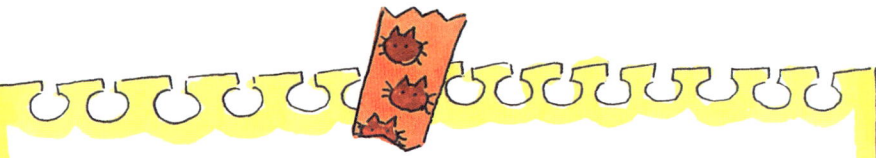

법의학과

법의학자는 추리 소설 속의 탐정과 가장 비슷한 일을 해요. 살인 사건이 일어났을 때 시신의 상태와 사건 현장을 살펴보고 이 사람이 언제, 어떻게 죽었는지 추리를 하는 의사지요. 법의학자가 되기 위해서는 해부학에 대한 지식이 많아야 하기 때문에 대부분 해부학이나 해부병리학을 전공한 뒤 법의학자가 되기 위한 시험을 거쳐요. 국립과학수사연구원처럼 공무원으로서 일할 수도 있어요. 죽은 사람의 시신과 사건 현장을 봐야 하기 때문에 스트레스가 많지만 죽음 뒤에 숨겨진 진실을 파헤치고 억울함을 풀어 주는 역할을 하기 때문에 보람도 크지요. 대담하게 사건의 전말을 파헤치는 탐정 같은 의사가 되고 싶다면 법의학과를 선택하세요.

의료관리학과

건강에 영향을 미치는 사회 현상을 분석하고 문제들을 해결하기 위한 정책을 연구하고 개발하는 과예요. 인문 사회학에 관심 있는 학생이 오면 좋아요.

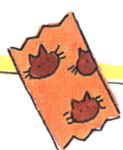

직업환경의학과

이름에서 알 수 있듯이 직업과 관련된 질병들과 환경에 의한 질병들을 다루고 있어요. 일하는 환경 때문에 질병이 생기는 경우가 있는데 이럴 때 직업환경의학과 의사가 정기적으로 건강 상태를 확인하고 건강을 해칠 수 있는 일터의 환경을 바꾸도록 권유할 수 있어요. 일하는 사람들을 위해 활동하는 의사라고 보면 되지요. 새집 증후군이나 석면 노출로 인한 질병, 기후 변화에 따른 질병들도 다루기 때문에 앞으로 할 일이 더 많아질 거예요. 노동 문제나 환경 문제에 관심 있는 학생이 오면 좋아요.

방사선종양학과

방사선을 이용해 환자를 치료하는 과예요. 특히 암 치료를 많이 하지요. 암에 걸리면 수술을 하거나 항암 치료를 하는 것으로 알고 있지만 방사선 치료도 많이 하고 있어요. 방사선종양학과 의사는 유방암, 폐암, 식도암, 두경부암, 뇌종양 등 많은 암을 치료하기 때문에 암 전문가이자 방사선 전문가라고 할 수 있죠. 그냥 엑스레이만 사용하는 것이 아니라 감마 나이프, 양성자 가속기, 중성자 생성기, 사이버 나이프와 같은 최첨단 기기들을 다루어야 하기 때문에 물리학과 컴퓨터, 기계에 관심 있는 학생이 오면 좋아요.

나에게 맞는 의대 전공 찾아보기 (전문적인 적성 검사는 아니니 재미로 해 보세요!)

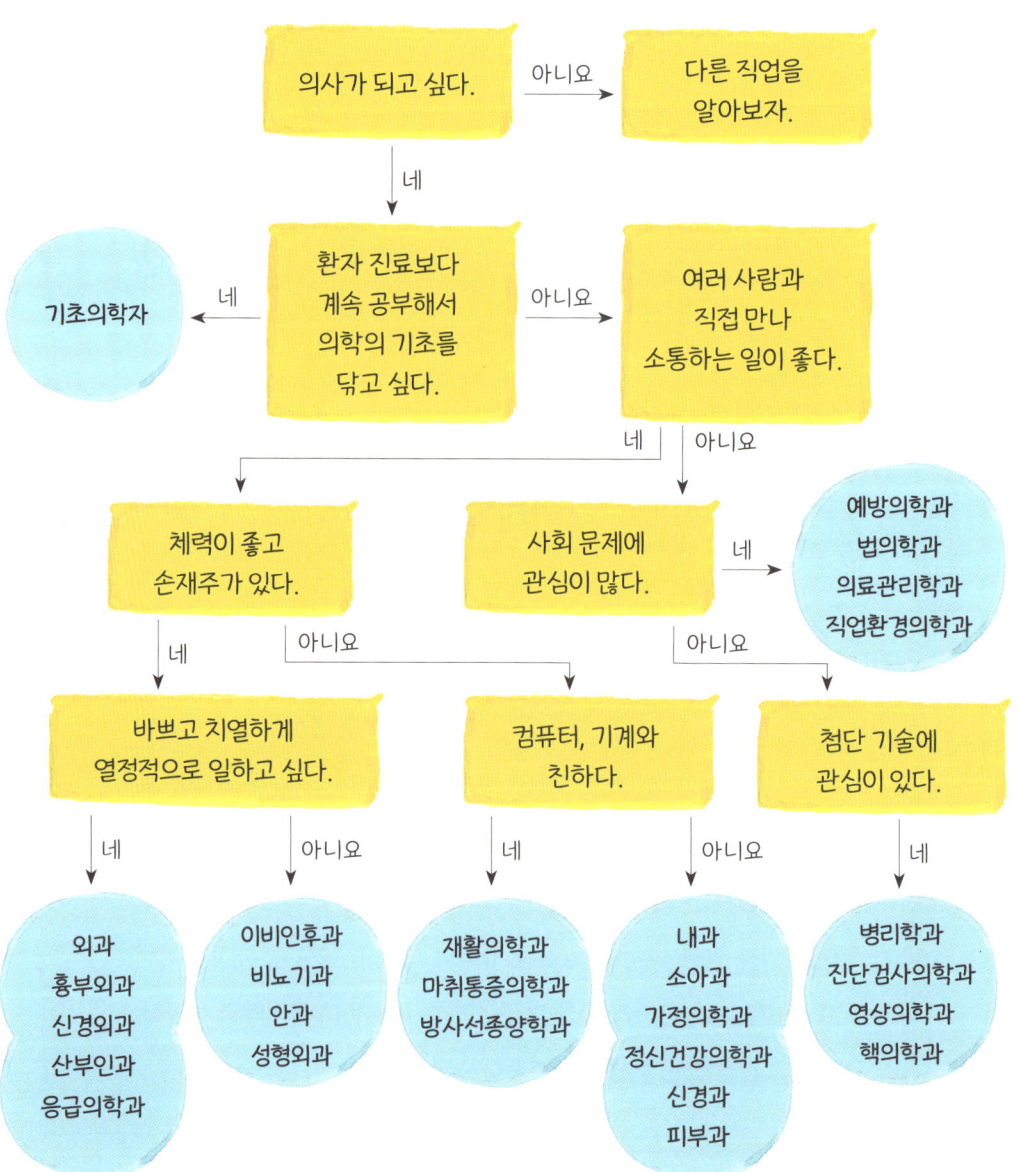

"의사가 되어서 전공할 수 있는 과들이 워낙 다양하기 때문에 자신의 개성에 맞는 과를 잘 선택하면 좋은 의사가 될 수 있어요. 플로우 차트라는 게 있어요. 질문들에 대답하면서 나에게 맞는 과는 어떤 것일지 알아볼까요? 물론 이것이 전부는 아니니까 실제와는 다를 수 있어요. 한번 재미로 해 봐요."

"음, 저는 병리학과나 영상의학과가 나왔지만 그래도 수술하는 의사가 멋있는 것 같아요."

플로우 차트를 고심해서 따라가 보던 준서가 말하자 야옹 선생이 손가락으로 위를 가리켰다.

"그래요, 그럼 같이 외과 수술실로 찾아가 봅시다. 마침 선생님 친구가 외과 의사니까 그곳으로 가 볼까요?"

수술실에서는 어떤 일이 일어날까?

야옹 선생과 아이들이 4층 수술실로 가는 엘리베이터를 기다리는데 사람들이 큰 소리로 외치며 침대를 밀고 달려왔다. 의사 한 명이 다급하게 소리쳤다.

"거기 학생! 엘리베이터 좀 잡아 줘요. 응급 수술 환자가 갑니다!"

준서가 재빨리 엘리베이터 문이 닫히지 않도록 열림 버튼을 눌렀다. 침대에는 교통사고로 다친 환자가 누워 있었다. 하은이가 이

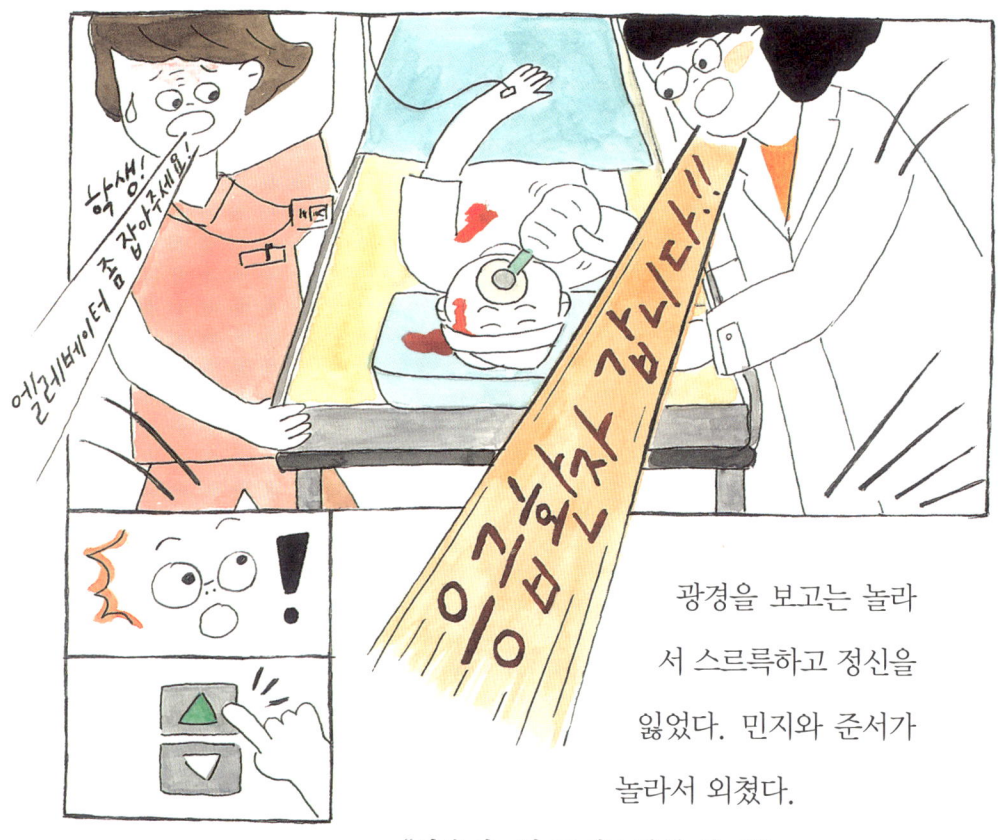

광경을 보고는 놀라서 스르륵하고 정신을 잃었다. 민지와 준서가 놀라서 외쳤다.

"하은아, 왜 그래? 정신 차려!"

야옹 선생이 곧바로 하은이를 편안히 눕히고 진찰을 하자 하은이가 금방 깨어났다.

"죄, 죄송해요. 제가 너무 놀라거나 긴장하면 가끔씩 기절을 할 때가 있어요. 피 흘리는 모습을 보면 특히 그렇고요."

야옹 선생은 하은이를 토닥거리면서 안심시켰다.

"이런 광경을 처음 봤을 테니 놀랄 만도 하지요. 선생님은 이해

한답니다. 그런데 오늘 수술실은 갈 수 있겠어요?"

"네! 갈 수 있어요."

야옹 선생이 하은이를 대견하게 보며 말했다.

"하은이는 벌써 자신을 넘어설 줄 아는군요. 그래요, 그럼 같이 수술실로 가 보자고요. 수술실은 아무나 들어갈 수 없는 곳이에요. 수술을 받는 환자에게 나쁜 병균이 옮아가면 안 되니까요. 그래서 수술장에 들어가는 모든 사람은 수술복으로 갈아입고 신발도 갈아 신고, 머리카락이 빠져나오지 않도록 모자를 쓰고, 마스크를 착용해야 해요. 오늘은 특별히 허락을 받았으니 이리 와서 수술장에 들어가기 위한 준비를 합시다."

아이들은 수술장 탈의실로 들어가서 입고 있던 옷을 벗고 파란 수술복으로 갈아입었다. 그리고 수술장용 실내화를 신은 뒤 모자와 마스크를 착용하고 나왔다.

수술실은 조용하고 깨끗하고 어쩐지 차가운 곳이었다. 수술실 앞 대기실에서는 환자의 가족들이 기도를 하며 초조하게 기다리고 있고, 수술실 안쪽에서는 파란 수술복을 입은 의사와 간호사들이 일사불란하게 움직이고 있었다. 수술은 고도의 집중력을 필요로 하는 곳이기 때문에 떠들거나 소란을 피워서는 안 돼서 아이들도 침을 꼴딱 삼키며 지켜보았다. 수술실 안쪽은 어떻게 생겼을까?

수술장에서의 복장

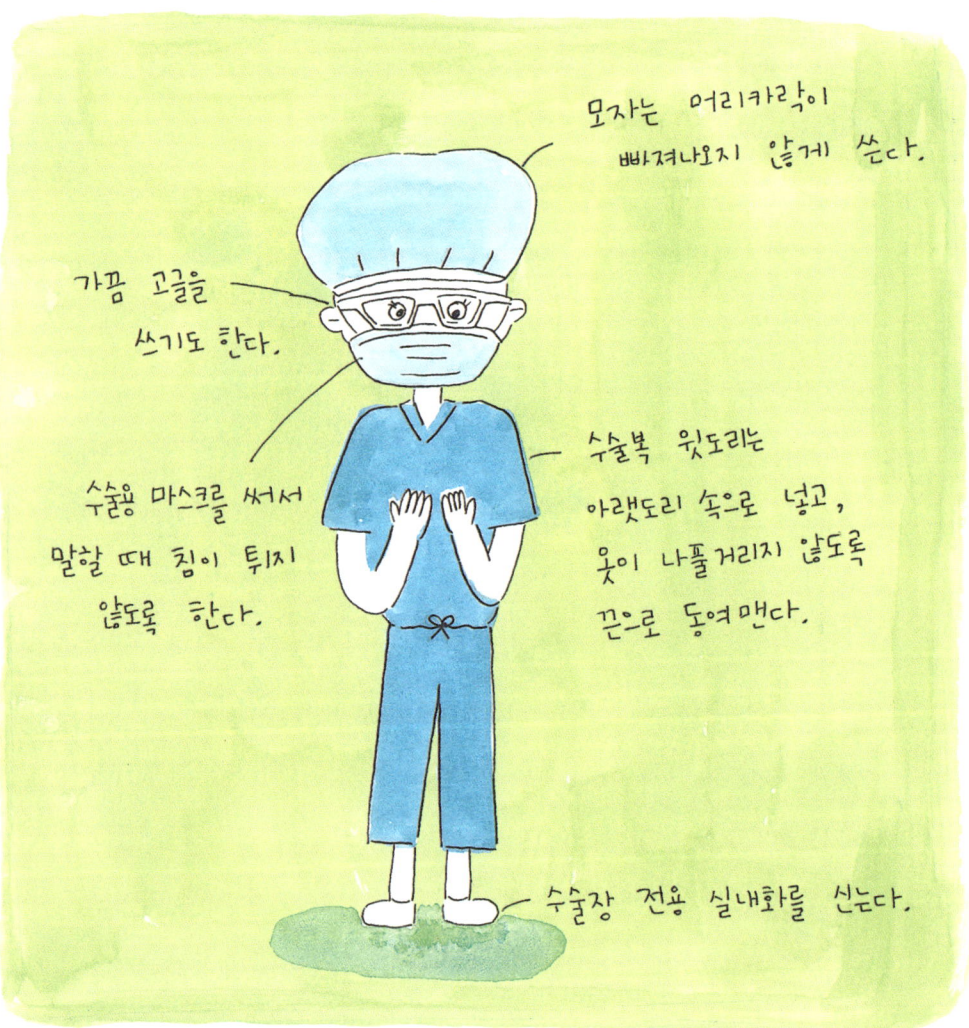

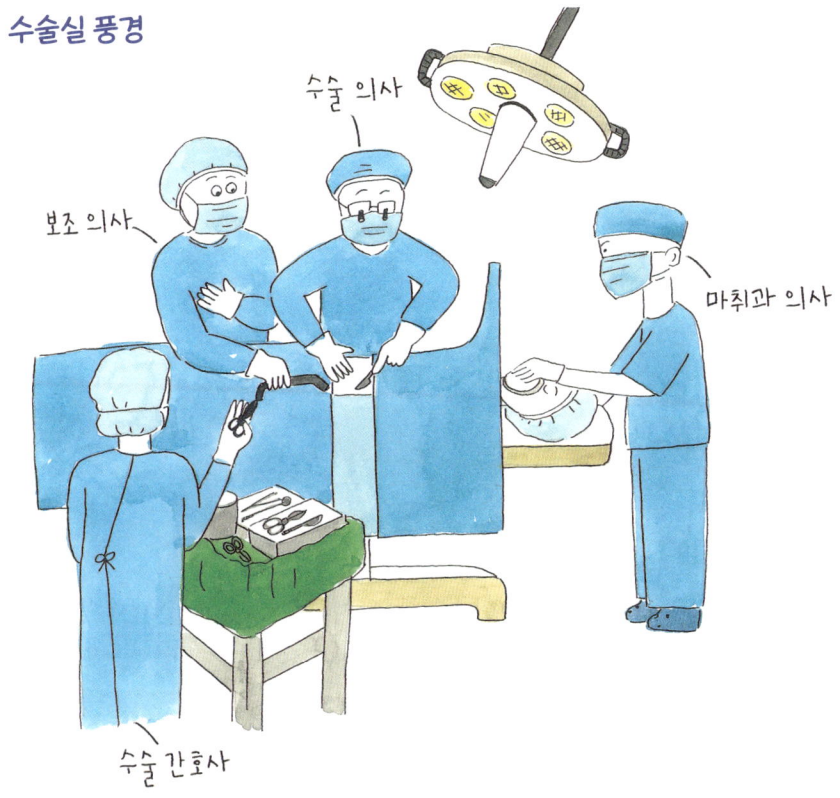

이윽고 수술이 끝나고, 야옹 선생의 친구인 가자미 선생이 수술장 밖으로 나왔다. 가자미 선생은 수술실 앞에서 기다리던 보호자에게 인사를 하고 말했다.

"보호자분, 수술은 무사히 끝났습니다. 제법 긴 수술이었는데 환자분이 잘 버텨 주셔서 다행입니다. 이제 회복실로 이동했으니까 좀 있다가 마취에서 깨어나면 만나실 수 있을 겁니다."

"감사합니다, 선생님!"

보호자들이 감사 인사를 건네자 가자미 선생은 보호자에게 다시 한 번 인사를 꾸벅하고 돌아서며 야옹 선생을 발견하고는 반가운 얼굴로 다가왔다. 야옹 선생은 가자미 선생에게 아이들을 소개했다.

"학교에서 숙제로 '내가 하고 싶은 일'에 대해 인터뷰를 하겠다고 찾아온 아이들이에요."

"아하, 그렇군요. 하고 싶은 일이 혹시 외과 의사인가요?"

가자미 선생이 아이들을 한 명씩 번갈아 쳐다보며 물었다.

"네, 이 친구가 외과 의사가 되고 싶대요. 그치?"

민지가 준서의 옆구리를 팔꿈치로 쿡쿡 찌르자 준서가 얼떨결에 대답했다.

"어? 네. 외과 의사가 멋있어서요."

"오호라! 그렇다면 이 가자미 선생이 외과 의사에 대해 인터뷰를 해 줄게요. 우리 학생은 체력에 자신이 좀 있겠죠? 외과 의사는 새벽이라도 응급 환자가 있으면 나가서 수술을 해야 해요. 응급 환자 중에는 수술 시기를 놓치면 생명이 위험한 경우도 있거든요. 골든 타임이라고 들어 봤죠? 아니, 못 들어 봤다고요? '골든 타임'이라는 말은 환자가 큰 병에 걸리거나 다쳤을 때 응급 처치나 수술을 해서 환자를 살릴 수 있는 시간을 말해요. 골든 타임이 지나기 전에 빨리 치료를 하면 생명을 살릴 수 있지만 만약에 이 시간이 지나 버리면 환자가 사망할 수도 있지요."

가자미 선생은 준서가 외과 의사가 멋있다고 한 말이 마음에 들어서인지 준서의 어깨에 팔을 두르고 열심히 설명했다.

"그리고 수술 중에는 간단한 수술도 있지만 하루 종일 해야 하는 수술도 있어요. 그렇게 긴 수술을 하고 나면 온몸이 땀범벅이 되고 수술장에서 나설 때 다리가 후들거린답니다. 소변이나 대변도 잘 참을 줄 알아야 해요. 배고픈 것도 물론 잘 참아야 하죠. 수술실에 한 번 들어가면 중간에 나오기가 정말 힘들거든요. 거기다가 수술이 마음대로 안 되는 경우도 있기 때문에 스트레스를 잘 다스리고 감정 조절을 잘 해야 해요. 급박한 순간에 정신을 바로 차리지 않으면 수술이 제대로 되지 않거든요.

제가 전공의일 때 수술장에서 하루 종일 걸리는 큰 수술을 하는데 교수님이 점심을 먹고 오라고 해서 30분 정도 밥을 먹고 돌아온 적이 있었어요. 그때 교수님이 허허 웃으시더니 요리를 해서 먹고 왔냐고 물으시더라고요. 교수님이 보기엔 너무 오래 밥을 먹었다는 뜻이죠. 처음에는 교수님이 왜 그런 말을 하셨는지 몰랐는데, 지금은 10분 사이에 밥도 먹고 커피도 한 잔 마실 수 있게 됐죠. 물론 그게 좋다는 것은 아니고, 그만큼 수술하는 것이 쉬운 일이 아니라는 얘기예요."

준서는 곤란해하면서도 고개를 끄덕이며 열심히 설명을 들었다.

"외과 의사는 매일매일 손을 씻어야 하기 때문에 반지를 끼거나 시계를 찰 수가 없어요. 자, 제 손을 보세요. 매일 솔로 빡빡 닦아서 피부가 다 거칠어졌어요. 어이쿠, 제가 너무 안 좋은 얘기만 한 것 같네요. 그래도 외과 의사는 정말 보람 있어요. 암 환자를 수술해서 가족들과 좀 더 오래 살 수 있도록 하고, 크게 다쳐서 피를 흘리는 환자는 응급 수술로 혈관을 묶어서 생명을 구하지요. 옛날에는 수술을 못 해서 충수돌기염이나 담낭염만으로도 죽는 사람들이 있었지만 지금은 간단한 수술만으로 치료가 되니까요. 간암을 진단받은 환자가 간이식 수술을 받고 펄펄 뛰어다니는 모습을 보면 얼마나 뿌듯한지 몰라요. 에……, 또……."

야옹 선생이 아이들에게 속삭였다.

"가자미 선생은 엄청난 수다쟁이랍니다. 스트레스를 받으면 수다를 떨어서 해결하거든요. 오늘 수술이 힘들었나 보네요. 준서가 설명 하나는 잘 듣겠어요."

민지와 하은이는 키득거리며 그 모습을 바라봤다.

"자, 수술장 견학도 했으니 내일은 대학생 언니, 오빠들이 있는 의과 대학으로 가 볼까요?"

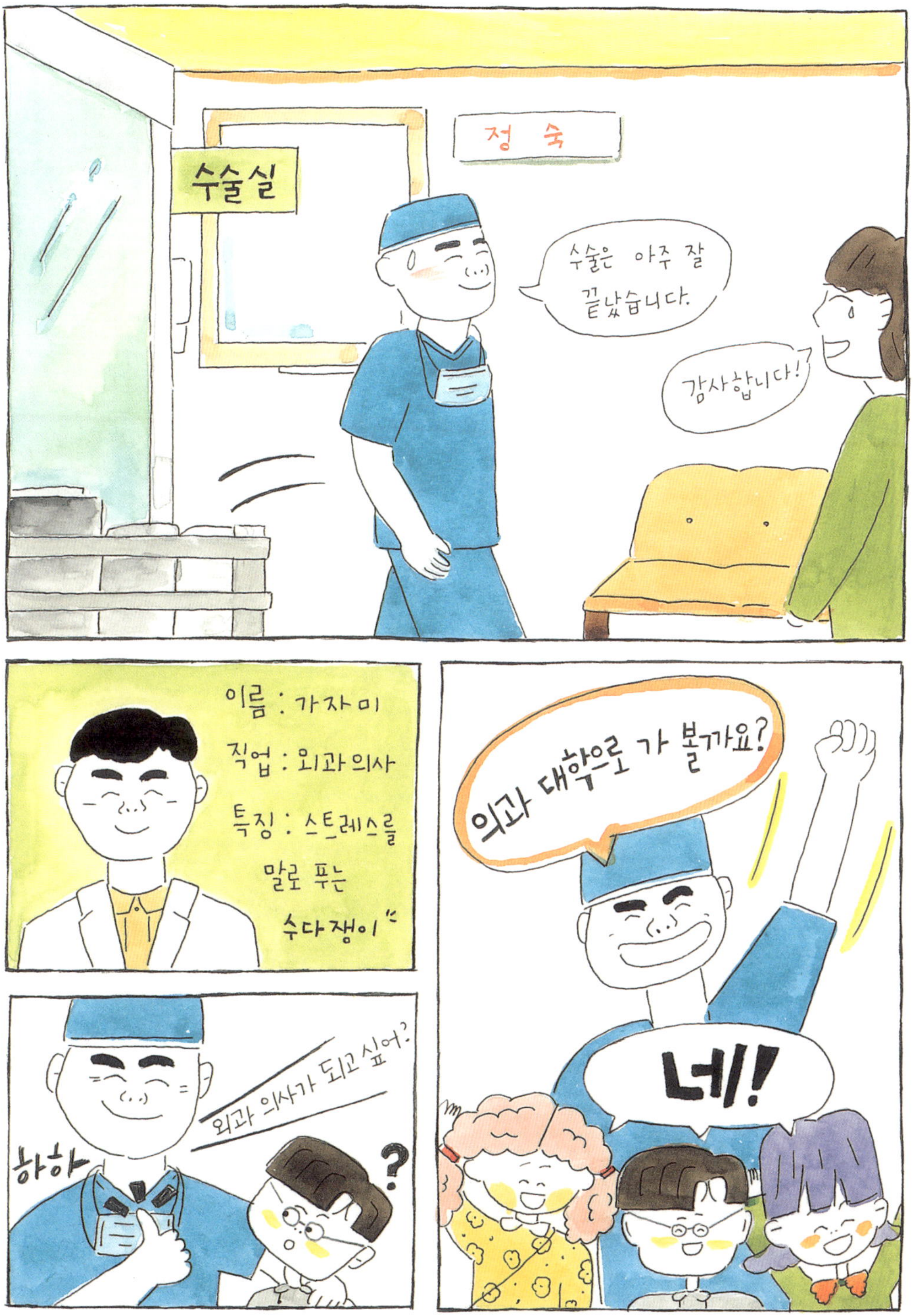

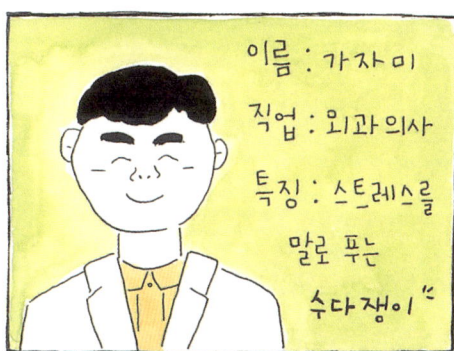
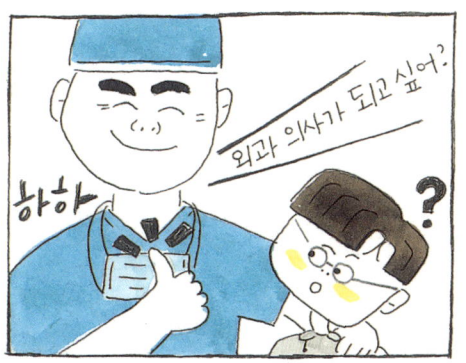
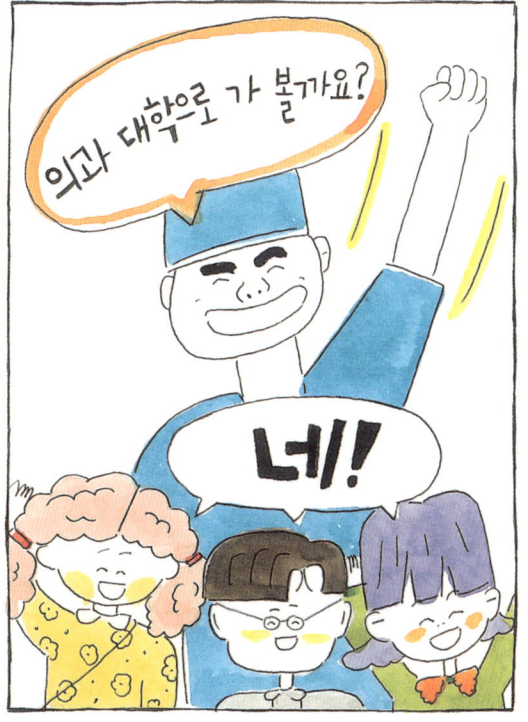

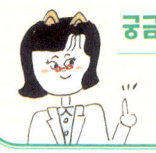

궁금증 해결!

외과 의사의 손 씻기

외과 의사들은 수술하기 전에 왜 그렇게 손을 빡빡 씻나요? 손 씻는 과정이 궁금해요.

지금 생각하면 이상할 수도 있지만 옛날의 의사들은 그렇게 열심히 손을 씻지 않았어요. 그래서 문제가 많이 생겼지요. 1800년대 헝가리의 산부인과 의사였던 제멜바이스는 아기를 낳은 산모가 열이 지속되다가 죽음에 이르는 산욕열에 대한 연구를 하면서 이상한 현상을 발견했어요. 의사가 돌보는 산모들은 산욕열이 많은데 조산원이 돌보는 산모는 산욕열 발생이 훨씬 적은 것이었죠. 알고 보니 의사가 아픈 사람을 진료하거나 시체를 만진 후 손을 씻지 않고 산모들을 진찰하면서 병균이 옮아 산욕열이 생겼다는 사실을 알았죠. 이후부터는 의사들이 환자를 진찰하기 전에 손을 꼭 씻었고, 산욕열이 10분의 1 수준으로 줄어들었어요.

소독의 중요성을 알린 또 한 명의 의사, 리스터도 있어요. 당시 외과 수술을 한 후에 상처가 감염이 되어 열이 나는 수술열 때문에 많은 환자들이 죽었는데, 리스터는 이 문제를 해결하기 위해 페놀로 수술 부위를 소독했고, 이후부터 수술열이 많이 줄었어요.

수술을 하기 전에 손을 씻고 수술복을 입는 과정은 아무렇게나 하는 것이 아니라 정해진 절차에 따릅니다. 이것을 무균술(aseptic technique)이라고 부러요. 수술을 위해 손을 씻는 것은 평소에 손을 씻는 것과는 달라요. 팔꿈치가 손보다 아래쪽으로 오도록 한 상태로 손을 씻어야 하고 여러 가지 소독제와 소독 솔을 이용해서 3분 이상 빡빡 씻어야 하죠.

손을 씻고 난 뒤부터는 소독되지 않은 물건은 어떤 것도 만질 수가 없어요. 수술복을 입을 때에도 손이 오염되지 않도록 해야 하고, 수술 장갑을 끼고 나서부터는 손이 목 위로 올라가거나 허리 아래로 내려가서는 절대 안 돼요. 안경이 흘러내리거나 코가 가려워도 도와주는 간호사에게 부탁해야 해요. 야옹 선생이 대학 병원에서 수련을 받을 때, 어떤 의사가 수술하다가 장갑 낀 손으로 얼굴에 흐르는 땀을 닦아 내다가 수술실에서 쫓겨난 적이 있지요.

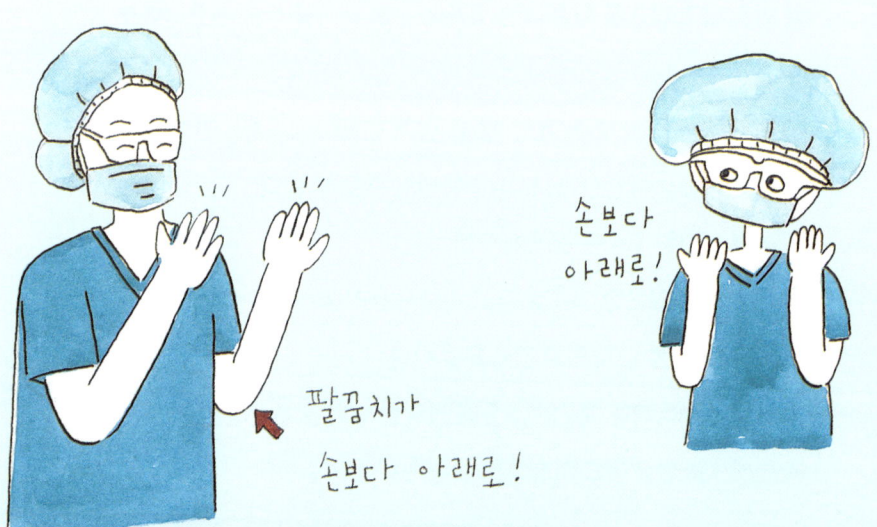

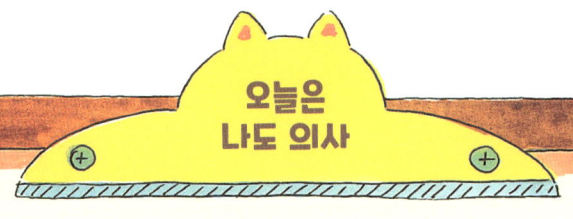

무균술로 소독하기

상처가 생겨서 소독을 해야 할 때가 있죠? 상처가 심할 때는 병원에 가서 진찰도 받고 소독을 해야 하지만 상처가 작을 때는 수술실에서 쓰는 무균술을 적용해 집에서 소독할 수 있어요.

아래에서 ⑦과 ⑧이 무균술 과정이에요. 피부에는 항상 세균들이 붙어 있기 때문에 이 세균들이 상처에 들어오지 못하도록 하는 것이죠. 상처에서 시작해서 먼 곳으로, 처음에는 큰 범위를 닦고 점점 좁은 범위를 닦아 내어 상처 부위에 세균이 전혀 남지 않도록 하는 거예요. 만약에 상처에서 먼 쪽을 먼저 닦고 상처를 닦는다면 거즈에 균이 묻어올 수도 있으니까요.

① 베타딘 소독액, 멸균 거즈, 핀셋, 상처 연고(후시딘 등), 면봉, 종이테이프 등 준비물을 마련한다. 모두 약국에서 구할 수 있다.
② 상처 부위를 흐르는 물에 깨끗이 씻는다.
③ 피가 나면 깨끗한 거즈로 덮고 지그시 눌러 지혈을 한다.
④ 피가 더 이상 나지 않으면 소독을 한다.
⑤ 베타딘 소독액을 깨끗한 그릇에 적당한 양만큼 붓는다.
⑥ 핀셋으로 멸균 거즈를 집어서 소독액에 살짝 담근다.

⑦ 소독액이 묻은 거즈로 상처를 중심으로 바깥쪽으로 원을 그리듯이 닦는다.

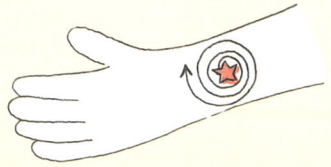

이런 식으로 상처 중심에서 먼 곳으로 빙글빙글 원을 그리며 닦아 낸다.

⑧ 똑같이 세 번을 닦아 내는데 처음 닦을 때 가장 큰 원을 그리고, 두 번째, 세 번째 닦을 때마다 원을 작게 그린다.

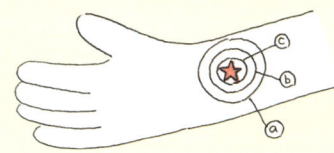

ⓐ~ⓒ까지 처음에는 넓은 범위를 닦고 점점 범위를 좁혀서 닦아 낸다.

⑨ 베타딘 소독액이 마를 때까지 기다린다.
⑩ 면봉에 상처 연고를 짜서 상처 부위에 바른다.
⑪ 멸균 거즈를 상처에 덮는다.
⑫ 종이테이프로 고정한다.

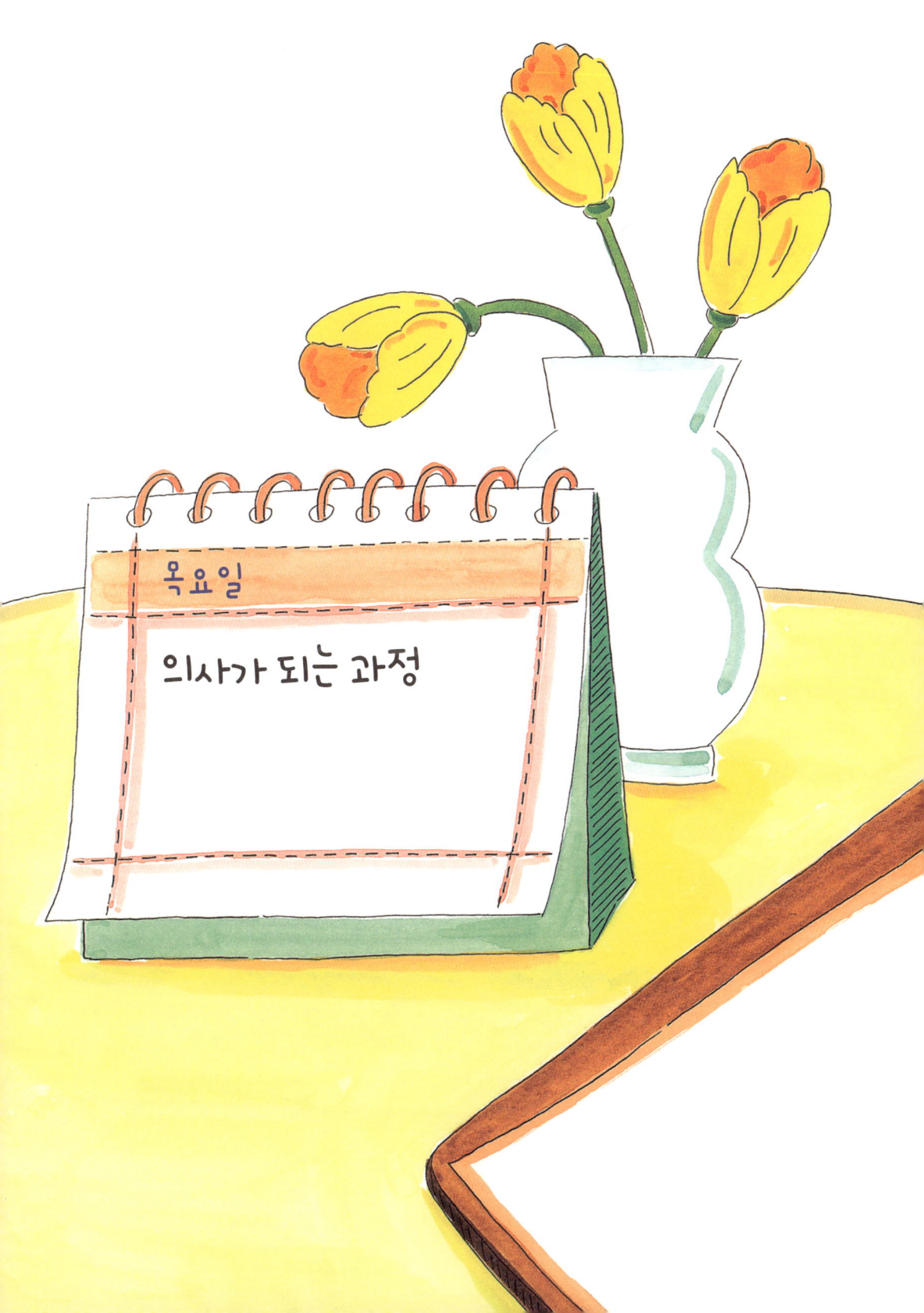

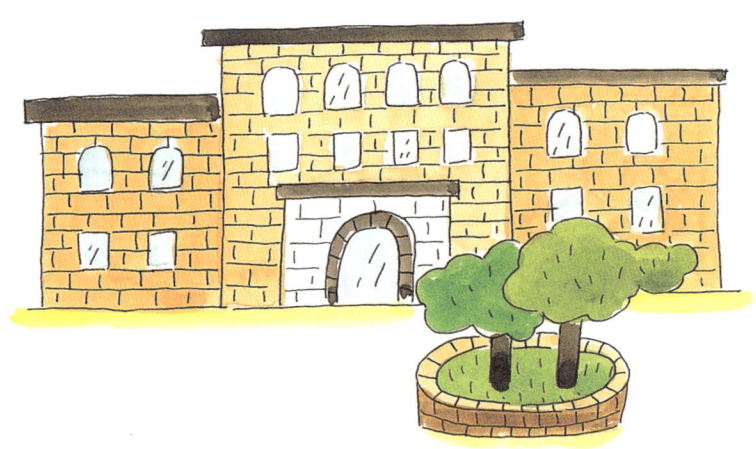

의과 대학은 지옥이라고?

의과 대학은 어제 둘러본 대학 병원 가까이에 있는 건물에 있었다. 대학 병원에서 일하는 교수님들이 의대에서 강의도 하고, 의대 학생들이 병원으로 가 공부하기도 한다고 했다. 야옹 선생과 아이들이 의과 대학 앞에서 다시 만났다. 의대 건물은 오래된 벽돌로 지어졌고, 담쟁이덩굴이 건물 벽을 뒤덮고 있었다.

"자, 여기가 바로 내가 졸업한 의과 대학이에요. 어때요, 고풍스럽고 좋지요?

"우아, 멋져요."

"의대는 보통 의예과 2년, 의학과 4년으로 총 6년을 다녀야 해요. 의예과에서는 의학을 배우기 위한 생물학, 물리학, 유기화학 같은 기초 학문들과 대학생이 가져야 할 기본 교양을 다지기 위한 여러 가지 과목들을 선택해서 배우지요. 의대생들에게는 의예과 2년이 최고의 황금기랍니다."

"왜요?"

준서가 먼저 물었다.

"왜냐면, 의예과 2년을 마치고 의학과에 진학하면 정말 지옥의 스케줄이 기다리고 있거든요."

야옹 선생이 두 손으로 귀신 흉내를 내자 아이들이 놀란다.

"지옥의 스케줄요?"

"자자, 저기 의대생 한 명이 바쁘게 뛰어가고 있네요. 한번 이야기를 들어 봅시다. 저기, 학생 선생님! 우리 어린이들이 나중에 의사가 되고 싶다는데 의대 생활에 대해 잠깐 이야기 좀 해 줄 수 있나요?"

"어쩌죠, 저는 지금 해부학 실습을 가야 하는데……."

아이들이 두 손을 가슴에 모으고 간절한 눈빛을 보내자 의대생이 할 수 없다는 듯 한숨을 쉬고는 말했다.

"얘들아, 그럼 딱 10분만 시간 내어 줄 테니 궁금한 것 물어봐."

하은이가 덩달아 다급한 목소리로 묻는다.

"의대에 가면 진짜 지옥의 스케줄인가요? 그렇게 힘들어요?"

"음, 사실 의대가 공부량이 많아서 힘들긴 하지. 우리 학교의 스케줄을 좀 보여 줄까?"

아이들의 눈이 휘둥그레졌다.

"고등학생 때 기대했던 것과 달리 대학생인데 방학도 길지 않고, 고등학교 3학년 때랑 별로 다르지 않은 것 같아. 아침부터 저녁까지 공부해야 할 것들이 빡빡하단다. 무엇보다 시험을 정말 자주 보지. 1주일 혹은 2주일에 한 번은 시험을 보는 것 같아. 어흑, 사실 지금도 해부학 실습 시험을 쳐야 하는데……. 어흑, 어제 외운 것들 날아갈까 봐 머리도 감지 않고 나왔단 말이야."

"크크크, 의대생이 무슨 그런 미신을 믿어요?"

준서가 재밌다는 듯이 웃었다.

"그만큼 외울 것이 많다는 말이야."

의대생이 정색하며 대꾸하자 민지가 준서 옆구리를 쿡 치며 다시 질문했다.

"해부학 실습 시험은 어떤 시험이에요?

"우리 몸에 있는 뼈 이름, 뼈의 각 부분의 이름과 모양, 혈관의 이름과 역할, 신경의 이름, 장기들의 이름과 모양과 역할, 이런 것들을 다 알아야 하는 시험이야."

"그걸 다 어떻게 외워요? 의대에 가려면 정말 공부를 잘해야 될 것 같아요."

의과 대학의 학업 스케줄

2016	1월	2월	3월	4월	5월	6월	7월	8월	9월	10월	11월	12월	1월
1학년			정상인체 (인체해부학 / 조직학총론 / 인체조직과 생리학 / 인체생화학 / 기초신경과학)		선택교과1		인간·사회·의료 1 / 방학	질병이해의 기초 (질병의 병리학적 이해 / 감염의 기초 / 면역의 기초 / 약물의 이해)		선택교과2	인간·사회·의료 2 / 임상의학입문1	인체와 질병 I (생식·성장·발달1 / 감염과 면역) 의학연구1	종합시험1 / 방학

2017	1월	2월	3월	4월	5월	6월	7월	8월	9월	10월	11월	12월	1월
2학년	방학		인체와 질병 II (혈액과 종양 / 대사와 내분비 / 뇌신경과 행동) 임상의학입문2-1 / 선택교과3	인간·사회·의료 3	인체와 질병 III (호흡기 / 순환기 / 소화기) 임상의학입문2-1 / 선택교과3		방학	인체와 질병 IV (신장요로 / 근골격, 피부 및 감각기 / 생식·성장·발달2) 임상의학입문2-2 / 선택교과4		종합시험2 / 인간·사회·의료 4	의학연구2		방학

2018	1월	2월	3월	4월	5월	6월	7월	8월	9월	10월	11월	12월	1월
3학년	임상추론1	임상의학입문3	내과계 실습 / 통합임상실습	인간·사회·의료 5	여성과 소아 실습 / 통합임상실습		방학	외과계 실습 / 통합임상실습		인간·사회·의료 6	정신/신경계 및 영상 실습 / 통합임상실습	종합시험3	방학

2019	1월	2월	3월	4월	5월	6월	7월	8월	9월	10월	11월	12월	1월
4학년	심화 선택		선택임상실습	인간·사회·의료 7			종합시험4	인간·사회·의료 8 / 학생인턴 / 임상추론2				임상종합평가	

출처: 서울대학교 의과 대학 홈페이지

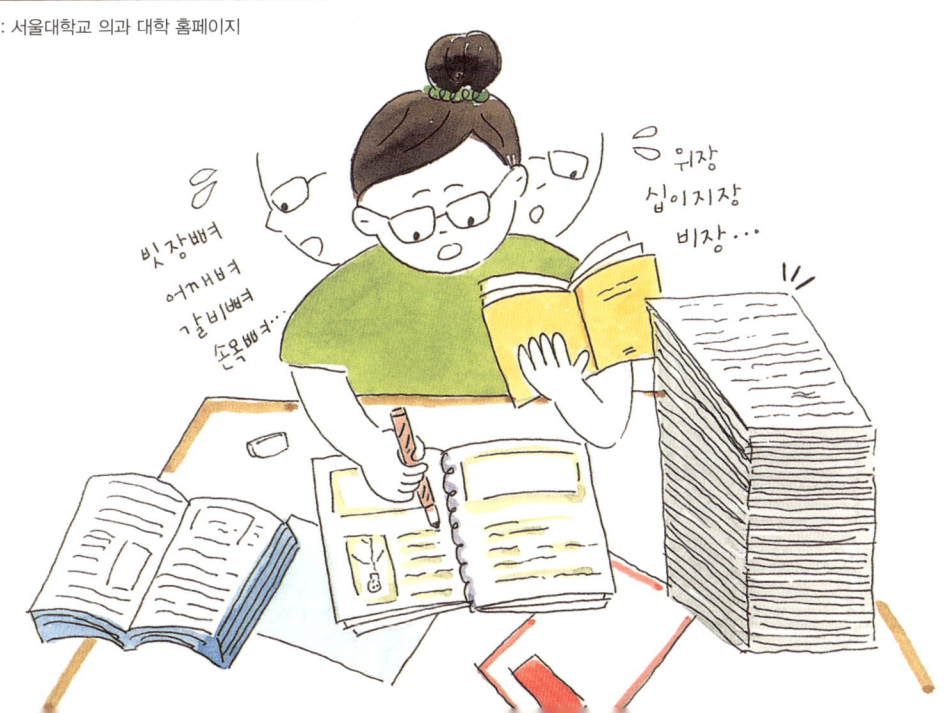

하은이가 한숨 섞인 목소리로 말하자 풀 죽었던 의대생의 목소리에 힘이 들어갔다.

"전국에 40개의 의대가 있고 매년 2900명 정도의 학생을 뽑는데, 경쟁이 치열하지. 일단 의사가 되겠다고 마음먹었으면 정말 열심히 공부해서 적어도 고등학생 때는 최상위권에 속해야 할 거야."

"의대에도 캠퍼스의 낭만, 이런 것이 있나요?"

민지가 기대에 차서 물었다.

"낭만이야 있지. 미래에 멋진 의사가 될 수 있는 낭만! 물론 바쁜 와중에도 친구들, 선후배들과 동아리 활동도 하고 같이 수련회를 가기도 해. 이 언니는 말이지, 나중에 정신과 의사가 되어 마음이 힘든 사람들을 도와주고 싶거든. 그런데 지금은 내 마음이 힘드네. 으허헝, 얘들아, 이 언니는 빨리 가야겠다. 다음에 너희도 의사가 되면 만날 수 있겠지? 안녕!"

한 사람의 전문의가 탄생하기까지

의대생이 자리를 뜬 뒤 야옹 선생과 아이들은 점심을 먹기로 했다. 야옹 선생이 부산스럽게 아이들을 챙겼다.

"자자, 의사가 되려면 스스로 건강과 체력을 잘 챙겨야 돼요. 이것저것 가리지 말고 골고루 먹어요."

"참, 선생님도. 저희가 무슨 어린애들이에요?"

"선생님이 보기엔 준서가 카레에서 당근을 자꾸 골라내는 것 같은데요?"

"다, 당근을 좋아해서 마지막에 먹으려고 남긴 거라고요."

준서가 새빨개진 얼굴로 황급히 당근을 집어 먹자 민지와 하은이가 키득키득 웃었다.

"그런데 선생님, 의대를 졸업하고 의사 국가 고시에 합격하면 바로 의사가 되는 건가요?"

민지가 진지한 얼굴로 묻자 야옹 선생이 대답했다.

"네, 맞아요. 의사 고시에 합격하고 의사 면허를 받으면 그때부터는 진짜 의사가 되는 거예요."

"의사가 되면 히포크라테스 선서라는 것을 하던데, 그건 어떤 거예요?"

"하은이는 히포크라테스 선서도 아는군요. 히포크라테스는 고대 그리스의 의사예요. 환자를 치료하는 의사가 지켜야 할 기본적인 마음가짐을 그 당시의 상황에 맞게 정리했는데, 이를 히포크라테스 선서문이라고 불러요. 그런데 지금 의사들이 하는 '히포크라테스 선서'는 1948년, 세계의사회 총회에서 히포크라테스 선서를 현대적으로 해석한 '제네바 선언'이에요. 내용을 살펴볼까요?"

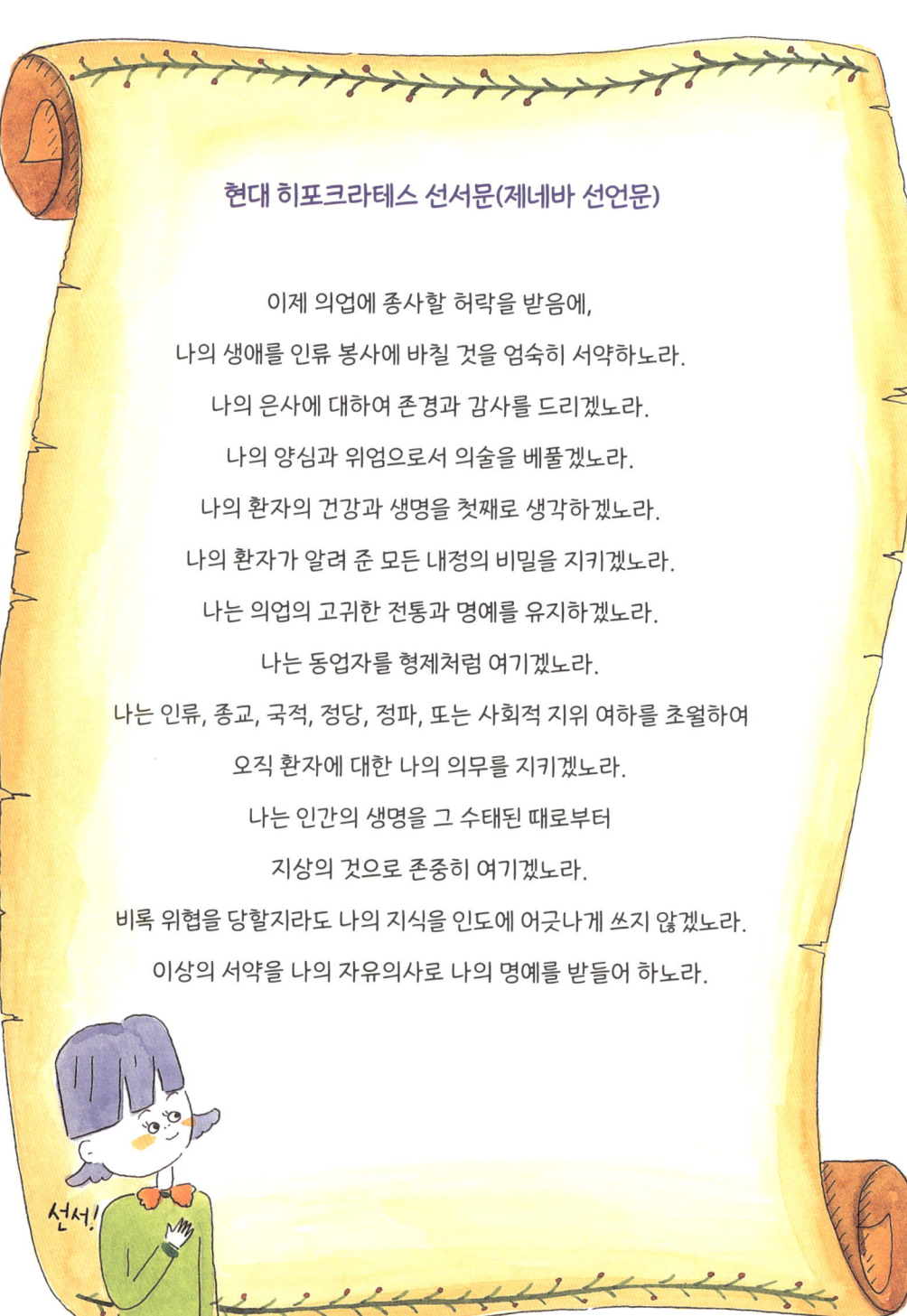

현대 히포크라테스 선서문(제네바 선언문)

이제 의업에 종사할 허락을 받음에,

나의 생애를 인류 봉사에 바칠 것을 엄숙히 서약하노라.

나의 은사에 대하여 존경과 감사를 드리겠노라.

나의 양심과 위엄으로서 의술을 베풀겠노라.

나의 환자의 건강과 생명을 첫째로 생각하겠노라.

나의 환자가 알려 준 모든 내정의 비밀을 지키겠노라.

나는 의업의 고귀한 전통과 명예를 유지하겠노라.

나는 동업자를 형제처럼 여기겠노라.

나는 인류, 종교, 국적, 정당, 정파, 또는 사회적 지위 여하를 초월하여

오직 환자에 대한 나의 의무를 지키겠노라.

나는 인간의 생명을 그 수태된 때로부터

지상의 것으로 존중히 여기겠노라.

비록 위협을 당할지라도 나의 지식을 인도에 어긋나게 쓰지 않겠노라.

이상의 서약을 나의 자유의사로 나의 명예를 받들어 하노라.

민지가 벌떡 일어서더니 왼손을 가슴에 얹고, 오른손 바닥을 펼쳐 선서하는 흉내를 냈다.

"나의 생애를 인류 봉사에 바칠 것을 엄숙히 서약하노라! 우아, 정말 멋있어요. 가슴이 두근두근해요. 저도 빨리 의사가 되어서 히포크라테스 선서를 해 보고 싶어요."

"그러려면 학교 공부부터 좀 신경 써서 해야 할걸?"

준서가 놓치지 않고 민지를 놀렸다.

"흥, 이제부터 진짜 열심히 할 거라고!"

준서와 민지가 투닥거리는 사이 하은이가 진지하게 물었다.

"선생님, 그런데 인턴은 뭐고, 전공의는 어떤 거예요?"

"의사 면허가 있다고 해서 곧바로 환자를 잘 보는 의사가 되는 것은 아니에요. 그 이후에도 힘든 공부와 많은 경험이 필요한데 이런 경험의 기회를 주기 위해 만들어진 것이 인턴, 전공의 과정이에요. 우리나라에서는 지금 의사가 되면 인턴 1년, 전공의는 3년에서 4년 과정을 거치게 돼요."

"그냥 의사 면허 따고 바로 환자를 진찰하면서 책 보고 공부하면 되지 않아요? 귀찮게 인턴, 전공의를 왜 해요. 엄청 힘들다던데······."

준서가 인상을 쓰며 물었다.

"의사는 살아 있는 사람을 다뤄야 하기 때문에 그렇죠. 경험 없는 의사가 혹시나 실수를 할 수도 있기 때문에 인턴, 전공의 과정에서는 교수님들이나 선배 의사들이 도와주게 되어 있어요. 특히 수술을 하는 과면 더욱 그렇겠죠? 의사 면허를 땄다고 혼자 그냥 불쑥 수술을 할 수 없잖아요. 아까 수술장에서도 보았지만 수술은 고도의 기술과 팀워크가 필요한 일이거든요."

아이들이 고개를 끄덕였다. 다음 과정이 궁금해진 민지가 다시 질문했다.

"그럼, 인턴과 전공의를 마치고 나면 어떻게 되나요?"

"전공의까지 끝내면 전문의가 되는 시험을 봐요. 전문의 시험에 합격하면 진짜 전문가가 되었다는 것을 인정받지요. 남자들은 대부분 군대에 가야 하는데 의사 면허를 따고 나서 가면 군의관이나 공중보건의사로 가게 돼요. 군의관은 장교이기 때문에 중위나 대위 대우를 해 주죠. 군인들이 아프거나 다쳤을 때 진료를 해 주는 역할을 하고, 국군수도병원 같은 큰 병원에서 일하기도 해요. 공중보건의사는 지방의 보건 지소에서 주로 일하는데, 간혹 의사가 꼭 필요한데 구하기 힘든 공공 병원이나 공공 기관에서 일하기도 해요. 복잡해 보일 수도 있으니 의사가 되기까지의 과정을 한번에 정리해 줄게요."

전문의가 탄생하기까지의 과정

고등학교까지 열심히 공부
▼
의과 대학 입학
▼
의예과 2년
▼
의학과 4년
▼
의사 고시 합격
이때부터 진짜 의사가 된다.
▼
인턴 1년
▼
전공의 3년 혹은 4년
과에 따라 다르다.
▼
전문의 시험 합격
이때부터 진짜 전문 의사가 된다.
▼
전임의 과정
교수가 되고 싶으면 이 과정을 꼭 거쳐야 한다. 기간은 정해져 있지 않다.

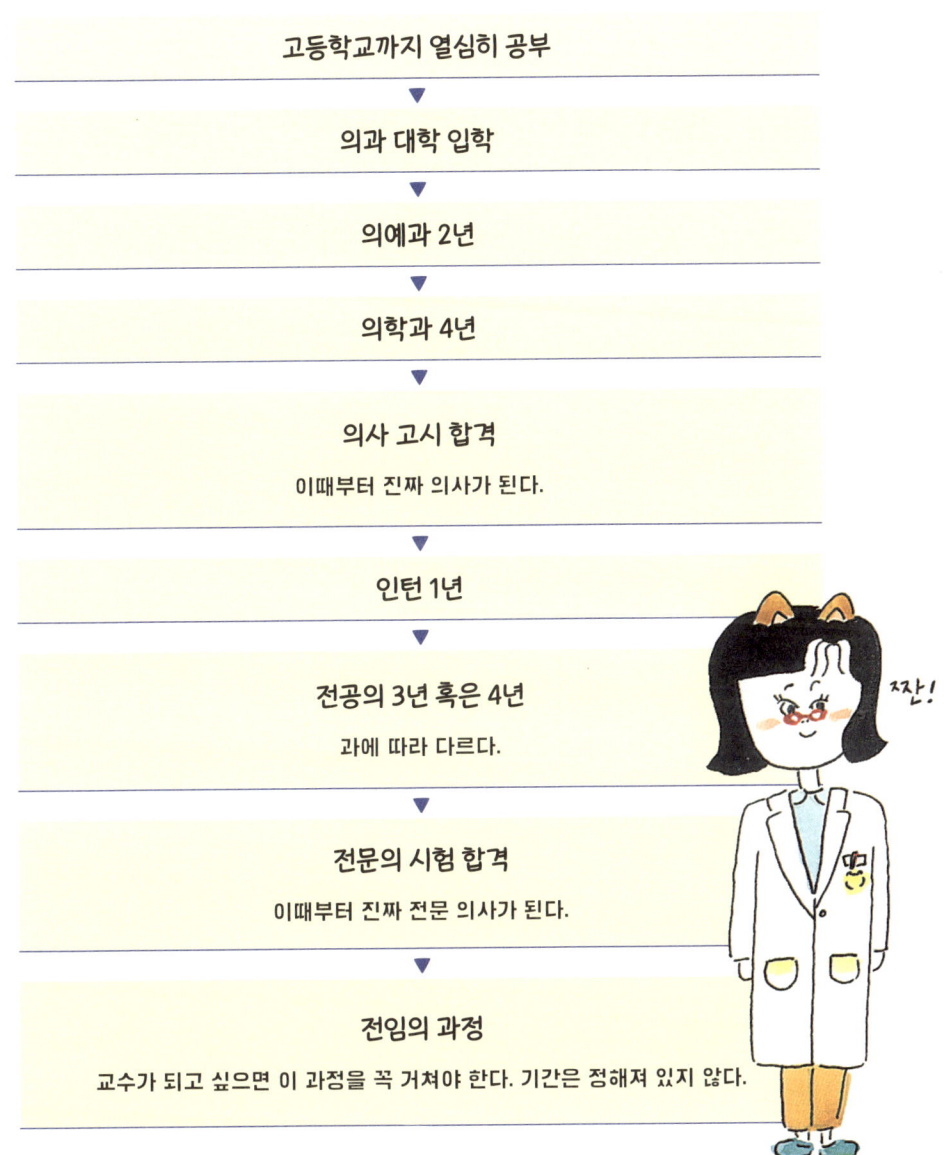

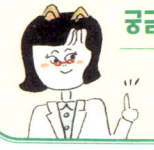 궁금증 해결!

해부학 실습

 해부학을 배울 때 직접 사람의 몸을 해부하기도 하나요?

해부학을 배울 때는 실제 사람의 몸으로 해부를 합니다. 당연히 살아 있는 사람이 아니라 이미 사망한 사람의 몸으로 하죠. 의대생들의 교육과 의학의 발전을 위해 스스로 시신을 기부해 주신 분들의 몸으로 해부 실습을 하기 때문에, 해부학 수업은 아주 엄숙하게 진행됩니다. 해부학 실습을 시작할 때 이분들을 기리고 감사와 존경의 마음을 표현하는 의식을 치르기도 합니다. 의사가 되기 위해서는 자신의 능력뿐 아니라 많은 분들의 도움이 필요하다는 것을 잊으면 안 되겠죠.

   의대에 와서 해부학을 가장 먼저 배우는 이유는 의학에 필요한 기본 언어를 익히는 학문이기 때문이에요. 우리 몸에는 각 부위마다 의학적인 이름이 있어서 이것들을 알아야 다른 의료진들과 의사소통하거나 의학 책을 이해할 수 있기 때문이에요. 해부학은 기본적으로 암기를 잘해야 유리해요. 미술을 전공한 분들도 해부학 공부를 많이 해요. 사람의 몸을 정확하게 알아야 제대로 그릴 수 있기 때문이죠.

   자, 해부학의 아주 기초적인 것만 맛보기로 보여 줄게요. '해부학적 자세'라고 들어 봤나요? 곧게 선 상태에서 두 발끝을 나란히 앞쪽으로 향하고, 두 팔은 몸통에 붙인 채로 손바닥과 얼굴은 앞쪽을 향하고 있는 자세를 말

합니다. 이 자세를 하고 있으면 모든 관절이 바로 펴집니다. 해부학에서 가장 기본이 되는 자세예요.

자, 해부학적 자세를 한번 해 볼까요? 이 자세를 기준으로 앞과 뒤, 안쪽과 바깥쪽, 위와 아래를 결정해요. 혹시 아는 의대생이나 의사가 있으면 해부학적 자세를 아는지 한번 물어보세요. 깜짝 놀랄걸요?

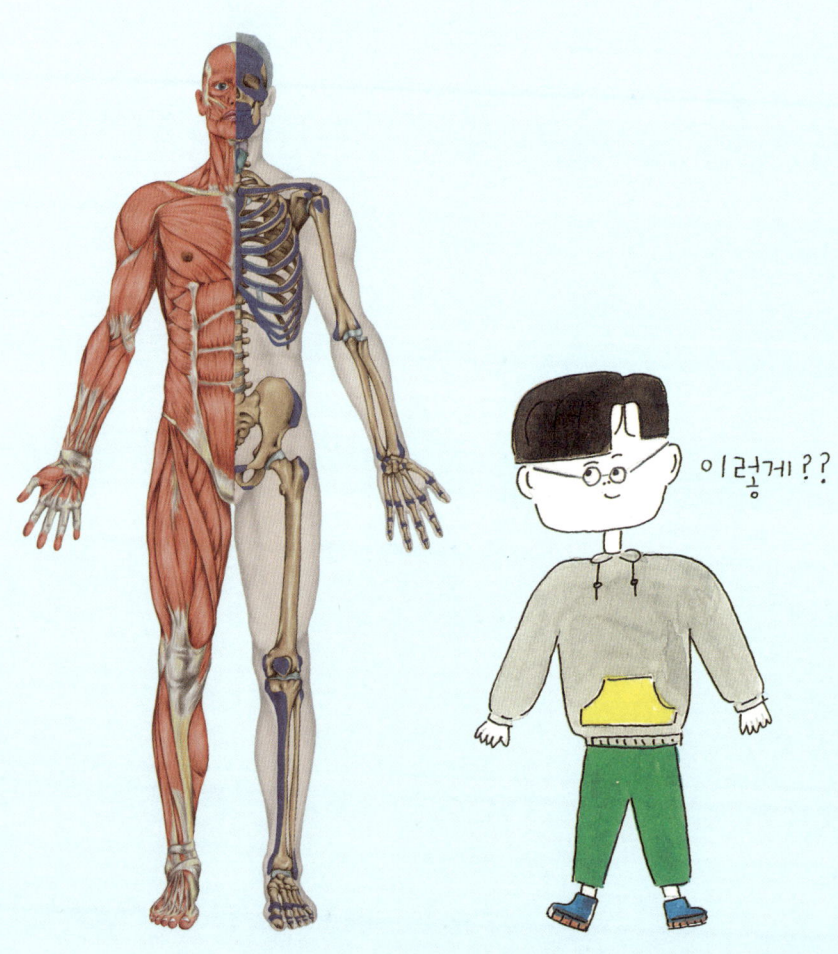

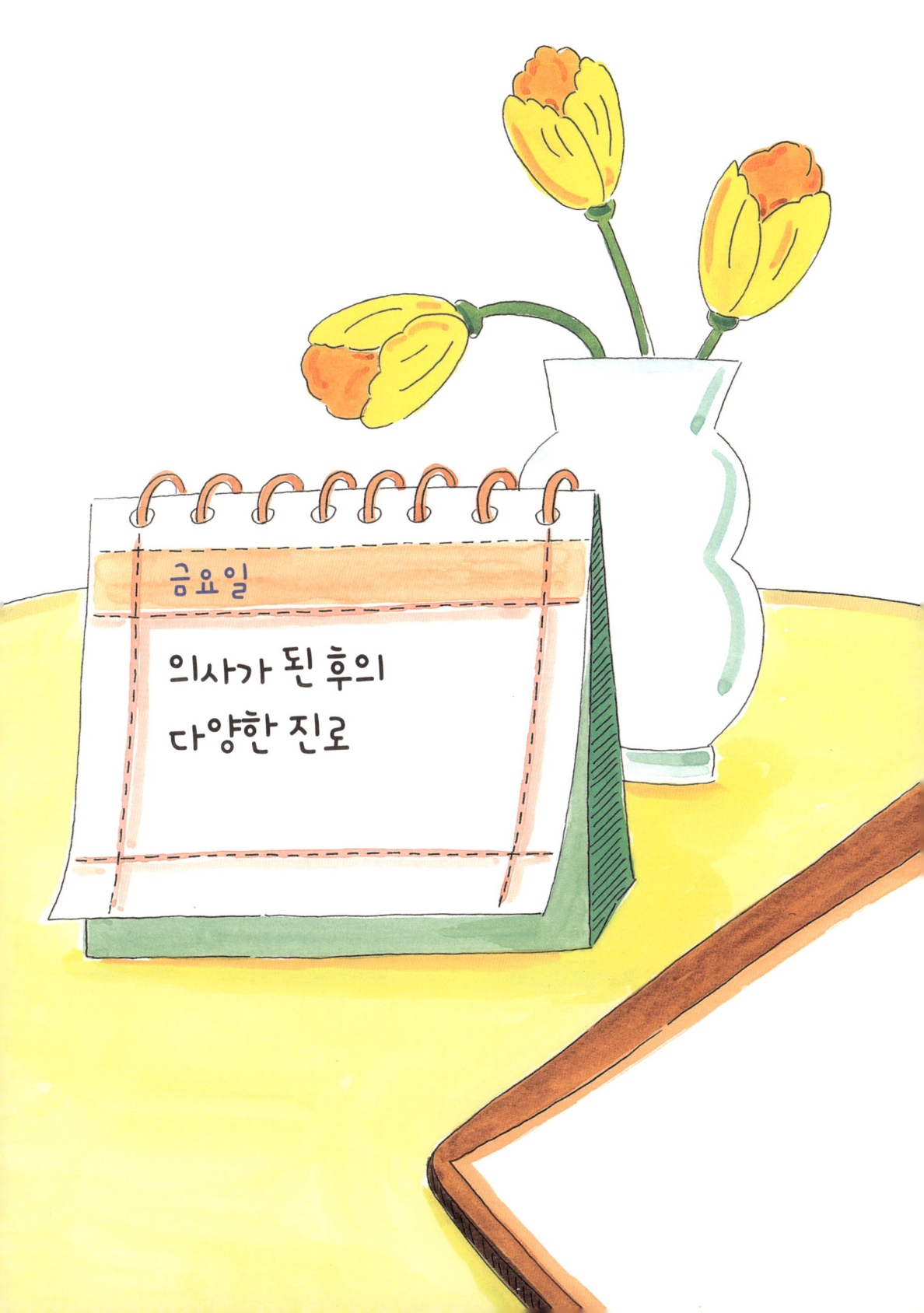

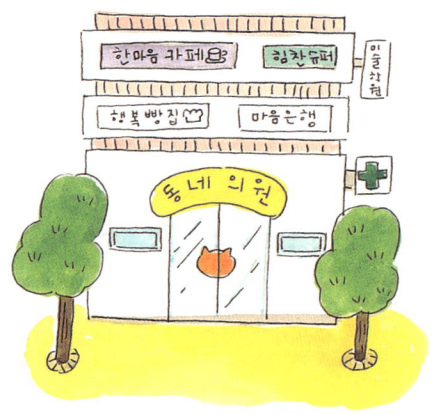

일하는 방식은 달라도 우리는 모두 의사

금요일이 되자 아이들은 다시 '동네의원'으로 모였다. 의사가 되는 과정을 살펴본 뒤라 야옹 선생을 대하는 아이들의 눈빛에도 존경심이 가득했다.

"선생님은 가정의학과를 전공하신 거죠? 그럼 같은 과 전문의들은 선생님이랑 모두 같은 일을 하시나요?"

"꼭 그렇지도 않아요. 같은 과 전문의라도 자신의 개성이나 상황에 맞게 다양한 진로를 선택해요. 예를 들어 가정의학과 의사가 되면 얼마나 다양한 진로를 선택할 수 있는지 한번 살펴볼까요?"

가정의학과 전문의의 다양한 진로

동네에 병원을 차리고 원장님이 되어 환자를 진료하는 개원의

개원의가 되면 자기가 원하는 병원을 만들 수 있다는 좋은 점이 있어요. 운영을 잘 하면 돈도 꽤 벌 수 있고요. 하지만 단점도 있어요. 의사로서의 일만 하는 것이 아니고 병원을 잘 운영해야 하니까 직원들 관리도 해야 하고 돈 관리도 직접 해야 되거든요. 혼자 의사로 일하다 보면 좀 외롭기도 해요. 그래도 나만의 병원을 만들고 싶다면, 꼭 개원의가 되어 보세요.

원장님이 따로 있는 비교적 큰 병원에서 월급을 받으며 일하는 봉직의

봉직의의 장점은 여러 병원 중에서 자신과 잘 맞는 곳을 선택하고 근무를 할 수 있기 때문에 다소 여유가 있다는 점이에요. 저는 퇴근을 일찍 하고 싶어서 지금 병원에서 일을 하게 되었지요. 단점은 아무래도 원장님의 눈치를 봐야 한다는 것이겠죠? 그래도 의사로서 진료만 열심히 하면 다른 것들은 크게 신경 쓰지 않아도 되니 좋지요.

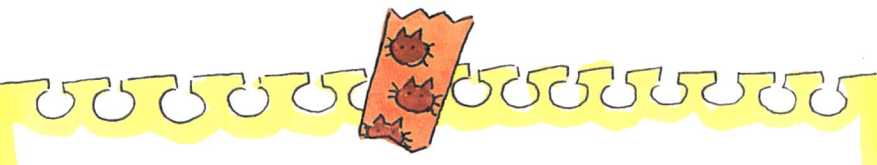

대학 병원에서 학생들 교육도 하고 진료도 하는 대학교수

대학교수가 하는 일은 크게 세 가지예요. 환자를 진료하는 의사로서의 역할, 학생들을 가르치는 선생님 역할, 의학 연구를 하는 학자의 역할이죠. 이 세 가지 역할을 다 해야 하니 정말 바빠요. 그래도 여러 가지 연구를 통해 우리나라 의학을 발전시키고, 미래 우리나라의 의학과 의료를 책임질 제자들을 길러내는 기쁨이 있어요. 대학교수가 되기 위한 과정은 만만치가 않으니 교수가 되고 싶다면 각오를 하고 도전해야 해요.

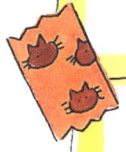

시나 도에서 운영하는 공공 병원에서 일하는 의사

공공 병원이란 개인이나 회사가 아니라 국가, 도시, 혹은 지역에서 만들어 운영하는 병원입니다. 국립의료원, 지방의료원, 시립병원, 도립병원들이 여기에 속하지요. 그래서 돈이 없어 제대로 치료를 받지 못하거나 돌아갈 집이 없어 길에서 생활을 하는 분들, 다른 병원에서 잘 받아 주지 않는 환자들이 많이 옵니다. 한마디로 다른 병원에서 할 수 없는 일들을 도맡아 하고 있지요. 메르스나 코로나19와 같은 감염병이 유행 할 때에도 가장 앞서서 일하는 병원이죠. 우리 동네에 공공 병원이 있다면 참 든든하겠죠?

호스피스 완화 의료 의사

암이나 만성 질병이 있는 환자 중 완치가 힘든 환자가 삶의 마지막을 인간답게 마무리할 수 있도록 도와주는 의사예요. 몸이 많이 아프면 통증 조절을 해 주고 정신적으로 지치고 힘든 환자와 가족들을 편안하게 해 주죠. 환자가 돌아가시기 전까지 최대한 의미 있게 살 수 있도록 필요한 약 처방도 하고 여러 가지 도움을 줍니다. 호스피스 완화 의료 전문 병원에서 일하기도 하고, 환자의 집으로 찾아가기도 합니다. 보통 내과나 가정의학과를 전공해서 일하다가 호스피스 완화 의료 공부를 더 하면 호스피스 완화 의료 의사가 될 수 있어요.

입원 전담 전문의

병원에 입원한 환자들을 입원할 때부터 퇴원할 때까지 직접 책임지는 의사예요. 예전에는 전공의들이 이 역할을 담당했어요. 하지만 전공의 수는 부족해지고 전공의의 일은 늘어나니 환자가 입원을 해도 의사를 만나기 힘든 상황이 생겼어요. 의사의 진료를 못 받으니 제대로 치료가 되지도 않고요. 그래서 입원 환자들을 맡아서 진료하는 입원 전담 전문의가 생겼어요. 입원 전담 전문의가 생기면서 입원한 환자들의 상태도 점점 좋아지고 있어요. 현재 큰 병원들에서는 입원 전담 전문의들이 많이 일하고 있고, 앞으로도 계속 늘어날 거예요.

"물론 한 가지 진로를 정했다고 해서 평생 그것만 하지는 않아요. 봉직의가 되어 일하다가 돈을 모아서 자기 병원을 개원하기도 하고, 반대로 개원의가 되어 일하다가 큰 병원으로 가서 일을 하기도 하지요."

"야옹 선생님은 그럼 어떤 의사예요?"

민지가 '동네의원'의 규모를 둘러보며 물었다.

"나는 동네 의사이긴 하지만 의료 협동조합이 세운 조금 특별한 병원에서 일하고 있지요. 굳이 따지자면 봉직의에 가깝지만 다른 봉직의와 조금 달라요."

"의료 협동조합이 어떤 것인지 설명해 주세요."

하은이가 어렵다는 표정을 지으며 말했다.

"그럴까요? 일단 협동조합이 무엇인지를 알아야 해요. 협동조합은 같은 뜻을 가진 여러 명의 사람들이 모여 함께 일하는 거예요. 의료 협동조합은 건강에 관심 있는 사람들이 돈을 모아서 조합원과 지역 주민이 주인인 병원을 만든 거예요. 그래서 운영도 조합원들이 협동해서 하고 있어요."

"복잡하네요. 그냥 의사가 운영하는 거랑 차이가 있나요?"

준서의 물음에 야옹 선생은 자세를 고치며 설명을 덧붙였다.

"별것 아닌 것 같지만 결과적으로는 큰 차이를 만들죠. 여기서 일하는 의사는 기본적으로 이 병원의 주인인 조합원과 지역 주민의 건강을 최우선으로 여기기 때문에 좀 더 근본적인 치료에 집중할 수 있죠. 의사나 간호사와 환자가 서로를 잘 알아서 믿고 의지하고 협력할 수 있고요."

"우리 가족이 모두 '동네의원'의 조합원이라고 들었어요."

"맞아요. 그래서 민지네 가족들과 야옹 선생은 잘 아는 사이죠."

"뭔가 좋아 보이는데 좀 생소해요."

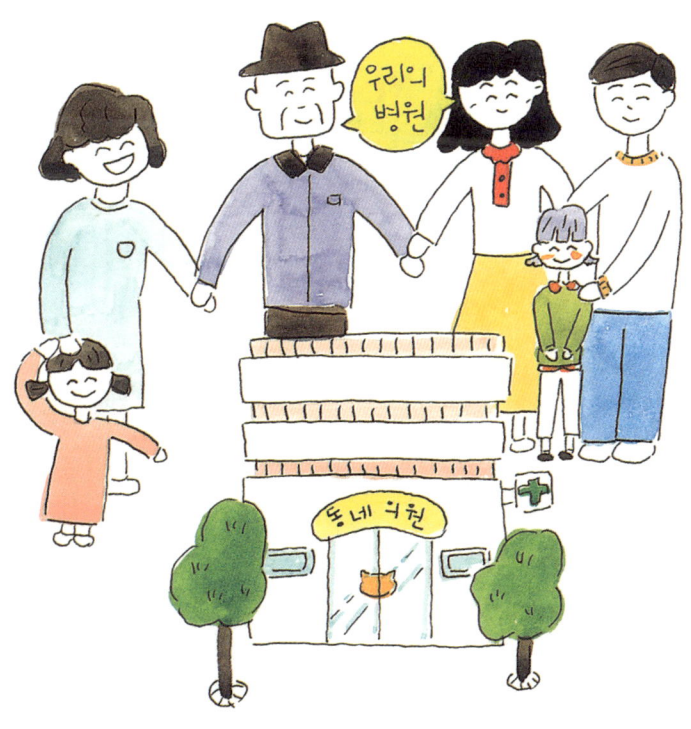

하은이는 여전히 아리송한 표정이었다.

"그렇죠? 아직 협동조합 병원이 많지 않거든요. 우리 민지, 준서, 하은이 빵 좋아해요?"

"없어서 못 먹죠!"

"예를 들면 빵 가게를 차리는데 한 사람의 제빵사가 가게 월세도 내고, 빵도 직접 만들고, 빵 재료도 사고, 가게 관리도 하려면 돈이 많이 들고 힘들겠죠? 그러니 빵을 팔아서 돈을 많이 벌어야 해요. 그런데 빵을 좋아하는 사람 100명이 돈을 모아서 가게를 열고 제빵사를 고용한다면 어떨까요? 그 사람들은 맛있는 빵을 먹는 것이 목적이기 때문에 제빵사에게 돈을 벌기보다 좋은 빵을 만들도록 요구하겠죠? 제빵사는 좋은 빵만 만들면 되니까 더 집중해서 요리하게 되고요."

"좀 이해가 되는 것 같기도 해요."

하은이 얼굴에 미소가 번졌다.

"자, 협동조합 병원에 대해서는 나중에 또 알아보기로 하고, 이제 병원 밖에서 일하는 의사들을 만나 볼까요?"

"병원 밖에서 일하는 의사도 있어요?"

야옹 선생은 코미디언처럼 우스꽝스러운 얼굴 표정으로 검지를 휘휘 저으며 민지에게 말했다.

"의사가 병원에서만 일한다는 편견을 버려요. 내 친구들 중에도 아주 다양한 곳에서 일하는 의사들이 많이 있답니다."

병원 밖에서 일하는 의사들

건강과 의료에 대한 지식과 정보를 전달하는 의학 전문 기자

의대를 졸업하고 의사 면허를 갖고 활동하는 기자가 의학 전문 기자예요. 의학 전문 기자는 일반인들에게 건강과 관련된 정확한 정보를 제공하고 의사로서의 전문성을 가지고 의료 문제를 취재하고 보도하지요. 신문사에 소속되어 일하기도 하고, 텔레비전 방송국에서 일하기도 해요. 요즘에는 유튜브로 진출해서 스스로 영상을 만들어서 건강 정보들을 알려 주기도 하죠.

환자가 아플 때 먹는 약들을 개발하고 임상 시험을 주도하는 제약 회사 의사

제약 회사는 환자를 치료하는 데 기본이 되는 여러 가지 약을 만드는 회사예요. 약을 만들고 나면 이 약이 과연 부작용은 없는지, 효과는 어느 정도인지, 기존에 나와 있는 약들과 어떤 점이 다른지를 시험해 봐야 하거든요. 그런데 약은 사람에게 직접 사용해 봐야 결과를 알 수 있기 때문에 임상 시험 과정에 의사가 꼭 필요해요. 또 새로운 약이 개발되고 나면 다른 의사들에게 그 약이 어떻게 쓰일 수 있는지 정보를 전달해야 하는데, 이때 다른 의사의 마음을 잘 아는 의사가 필요하지요.

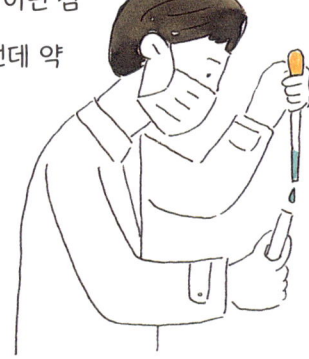

지역 사회의 건강을 돌보는 보건소장 의사

보건소장 의사는 우리 지역의 건강을 책임지는 의사예요. 보건소가 어떤 곳인지 아시나요? 보건소는 지역의 병원들을 관리하고 학교나 회사, 음식점의 위생 상태도 점검하지요. 또 금연, 영양, 운동 교육 활동을 통해 지역 주민들이 더 건강해지도록 도와줍니다. 감염병이 유행할 때 확산되지 않도록 검사와 방역도 하고요. 의사가 없는 지방에는 보건지소를 만들고 공중보건의사를 보내 환자들이 진료를 받을 수 있게 하지요. 보건소장은 공무원이기 때문에 월급을 많이 받지는 않지만 지역의 건강을 돌보는 일을 하기 때문에 보람도 있어요. 보건소장 의사는 보건소의 리더이기 때문에 직원들도 잘 보살피고 관리해야 하지요.

**국가 전체의 건강 상태를 유지하고
감염병이 발생했을 때 대처하는 질병관리청 의사**

질병관리청은 우리 국민들의 건강을 지키기 위해 메르스나 코로나19와 같은 감염병, 만성 질환, 희귀 질환들을 조사하고 연구해서 예방하는 일들을 해요. 또 예방 접종과 장기 이식도 관리하고 있지요. 원래는 보건복지부 아래에 질병관리본부로 있었지만 코로나19를 계기로 그 역할이 중요하고 크다고 인정되어 질병관리청으로 따로 독립했지요.

국제적인 건강 관련 문제들을 다루는 국제기구 의사

의사가 일할 수 있는 잘 알려진 국제기구로는 세계보건기구와 적십자, 국경 없는 의사회가 있어요. 세계보건기구는 유엔에 소속된 기구로 전 세계의 건강과 질병 문제를 다루고 있어요. 세계보건기구에서 일하는 의사들은 의료 환경이 좋지 못한 나라에 사는 국민들의 건강을 위해 어떻게 해야 하는지 조언해 주고, 건강과 관련된 국제적인 연구들을 진행하고, 전 세계적인 질병이 유행할 때 질병이 더 이상 확산되지 않도록 지침을 만들고 각 나라들의 협력을 이끌어 냅니다. 전 세계의 질병관리청이라고 볼 수도 있어요.

적십자는 스위스의 사업가 앙리가 만든 국제기구예요. 이탈리아에서 전쟁 중에 부상병들이 치료를 받지 못하고 방치되어 있는 모습을 보고 충격을 받은 앙리가 적십자사를 만들어 나라에 상관없이 다친 사람들을 구할 수 있도록 만들었지요. 이 공로로 앙리 뒤낭은 최초의 노벨 평화상을 받았고 적십자사 자체도 세 번이나 노벨 평화상을 받았어요. 우리나라에도 대한적십자사가 있는데, 전쟁이 없는 지금의 우리나라에서는 헌혈을 통해 혈액을 모으고 수혈이 필요한 사람에게 공급해 주는 활동을 하고 있고 공공 병원인 적십자병원을 운영하고 있어요.

국경 없는 의사회는 여러 나라의 의료인들이 모여 만든 국제 구호 단체예요. 전쟁과 질병으로 사람들의 생명이 위협받는 곳에 직접 찾아가 발로 뛰는 단체죠. 1999년에는 노벨 평화상을 받기도 했어요. 절박한 곳에서 일을 하기 때문에 보람도 크지만 위험도 따르지요. 우리나라에도 국경 없는 의사회 지부가 설립되어 있고, 국경 없는 의사회에 소속된 의사도 기존의 일을 같이 할 수 있어요.

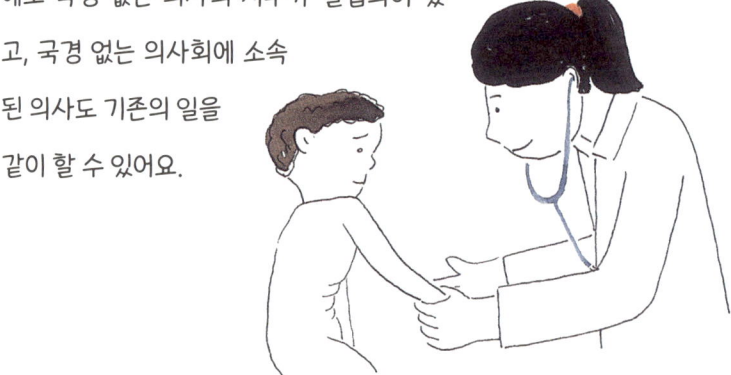

의료 관련 사업을 하는 의사

환자를 진료하다 보면 여러 가지가 필요합니다. 기본적으로는 청진기, 귀를 들여다볼 때 쓰는 이경, 혈압계, 혈당 체크기, 내시경, 초음파와 같은 검사 장치들, 치료를 위해 쓰는 수많은 기기들이 있어야 하지요. 이런 것들을 개발하고 만드는 회사에도 의사가 필요하고, 어떤 경우는 의사가 벤처 회사를 차려 제품을 만들기도 해요. 요즘에는 IT 기술을 이용해서 건강 애플리케이션을 만드는 회사들도 많이 생겼지요. 건강과 의료의 전문가로서 회사를 같이 만들거나 운영에 참여할 수 있어요.

작가 의사

요즘에는 직업이 여러 개인 것이 대세라죠? 의사들 중에서 글쓰기나 그림 그리기, 이야기에 소질 있는 사람들은 의사도 하면서 책을 내거나 만화를 그리거나 드라마 작가로 활동하기도 해요. 물론 건강이나 의학과 관련된 내용을 다루기도 하지만 다양한 주제들로 글을 쓰거나 만화를 그릴 수도 있답니다. 직접 쓰지 않더라도 의학적인 조언을 해 주는 경우도 많은데 특히 요즘 많이 나오는 의학 드라마들을 만들 때 실제 의료 현장을 생생하게 보여 줄 수 있도록 구체적인 조언들을 많이 해 주고 있어요. 야옹 선생도 몇 권의 책을 썼답니다.

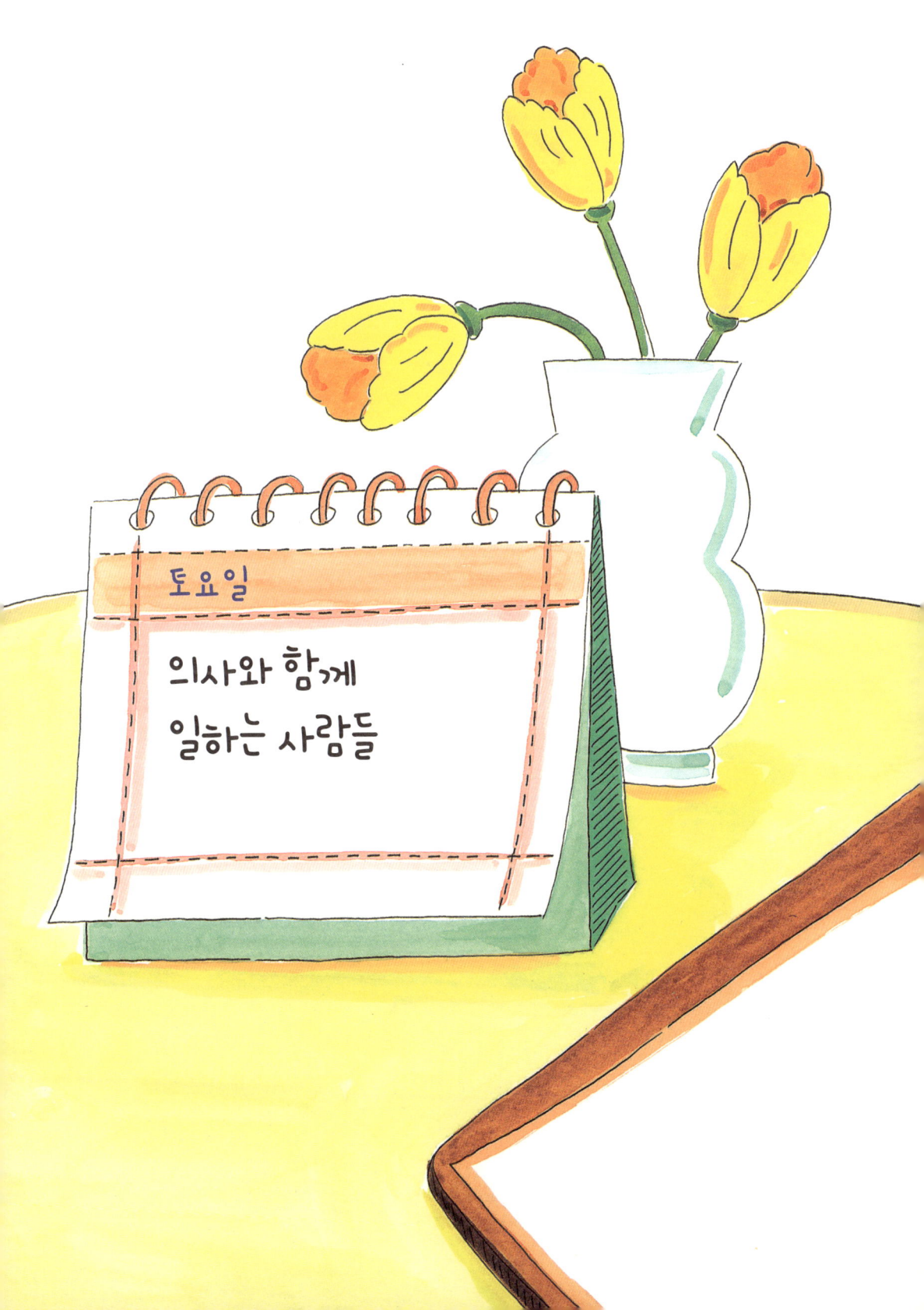

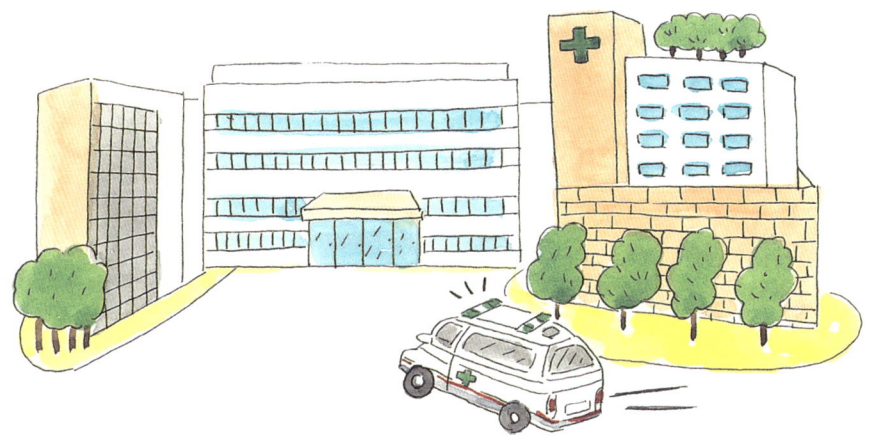

혼자서는 할 수 없는 일

토요일인 오늘, 야옹 선생은 아이들을 '동네의원'의 다른 직원들이 모여 있는 곳으로 데리고 가 소개를 시키기로 했다. '동네의원'에는 의원과 건강 검진을 하는 검진 센터, 장애인과 움직이기 힘든 어르신들을 방문하는 방문 의료 팀이 있었다.

"의사는 팀의 리더이기도 해서 같이 일하는 분들과도 잘 지내야 해요. 사실 환자의 문제를 의사 혼자 다 해결할 수는 없거든요. 의사와 같이 일하는 직업들은 어떤 것이 있을까요? '동네의원'에서 일하는 분들을 만나 볼까요?"

"네!"

제일 먼저 만난 분은 진료실에 함께 있는 간호사 선생님이었다. 아이들이 일제히 간호사 선생님 쪽으로 몸을 돌려 인사했다.

"안녕하세요!"

"하하, 안녕하세요. 꼬마 의사 선생님들, 환자를 보는 모든 과의 의사와 가장 오래, 가장 많이 일하는 사람들이 바로 우리 간호사예요. 의사가 환자에 대해 어떤 검사나 치료를 결정하면, 그것을 실제로 수행하고 환자를 안내하는 역할을 해요. 예를 들어 혈압을 재고 상태가 어떤지 살펴보고, 주사를 놓거나 피를 뽑거나 검사실로 안내하거나 처방전을 내어 주는 일을 하지요.

또 큰 병원에는 입원 병동을 관리하는 수간호사가 있어서, 다른 간호사들을 교육하고 관리하는 일을 하기도 해요. 수술장에는 의사를 도와 수술이 매끄럽게 이루어질 수 있도록 도와주는 수술 간호사가 있고, 중환자실에는 환자의 상태를 시시각각 확인해서 응급 상황에 대처하는 중환자 간호사들이 있어요."

간호사 선생님은 소개를 끝내고는 아이들을 물리 치료실로 데리고 갔다. 물리 치료사 선생님이 반갑게 맞으며 자기소개를 이어서 들려주었다.

"우리는 통증이 있거나 다쳐서 물리 치료가 필요한 사람들을 도와 치료하는 사람들이에요. 물리 치료에는 열 치료, 초음파 치료, 전기 치료, 도수 치료나 스트레칭 등이 있는데 아무래도 다치거나 통증이 있는 사람들을 치료하는 것이라 정형외과, 신경과, 신경외과, 재활의학과 의사들이 우리 물리 치료사와 함께 일을 하지요."

다음은 영상 촬영실 차례였다. 영상 촬영실에는 방사선사 선생님이 계셨다.

"영상의학과 의사가 가장 많이 만나는 사람이 바로 우리들이지요. 또 핵의학과나 방사선종양학과 의사들도 같이 일하고요. 큰 병원에는 방사선사들이 많이 근무합니다. 왜냐하면 모든 영상 기기를 이용한 검사나 촬영을 직접 하는 분들이기 때문이에요. 이곳 '동네의원'에서는 엑스레이 촬영이 많아서 방사선사인 제가 일을 하고 있어요."

검사실에서는 임상 병리사 선생님을 만날 수 있었다.

"진단검사의학과나 병리과 의사가 가장 많이 만나는 사람이 바로 우리들이에요. 혈액 검사, 소변 검사, 조직 검사, 뇌파 검사, 심전도 검사를 할 때 직접 기기를 다루죠. 조직 검사를 한 뒤 병리과 의사가 현미경으로 잘 볼 수 있도록 슬라이드로 만들어 주기도 하고요. 큰 병원에는 피 검사를 하는 임상 병리사가 많지요. 검사를 많이 하는 병원에는 대부분 임상 병리사가 있어요."

작업 치료실에서는 작업 치료사 선생님이 아이들을 반겨 맞았다.

"우리는 주로 정형외과, 재활의학과, 정신건강의학과 의사와 같이 일을 해요. 사람이 살아가는 데 필요한 기능들을 유지하고 회복하는 데 도움을 주고 있어요. 예를 들어 사고로 손가락이 잘린 장애인에게 손가락이 없어도 크게 불편하지 않게 살 수 있도록 여러 가지 도구를 제공하고, 훈련과 교육을 통해 치료를 해요. '동네의원'에서는 장애인들을 진료하기 때문에 제가 같이 일하지요."

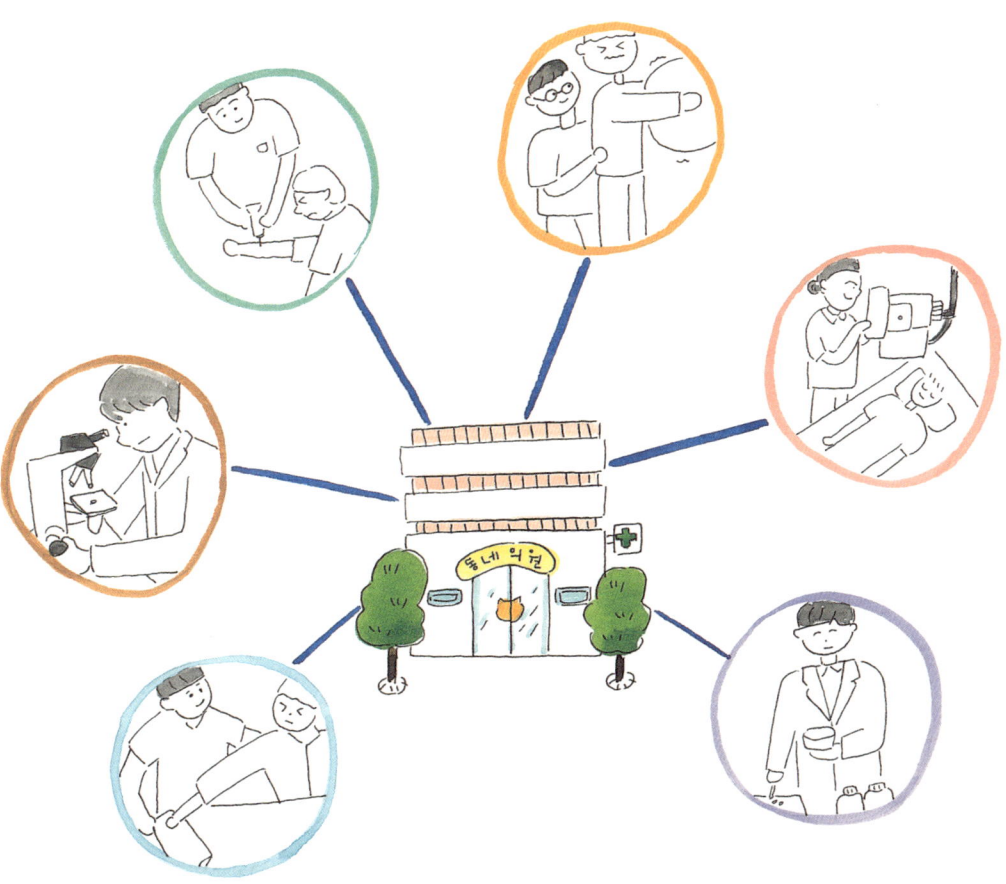

바로 옆 건물에 있는 약국에서는 약사 선생님이 아이들을 맞아 주었다.

"의사들이 환자를 치료하기 위해 약을 처방하면 처방전이라고 쓰인 종이를 받지요? 그 종이를 들고 찾아가는 곳이 바로 이곳 약국이고, 약을 처방전에 맞게 조제해서 포장하고, 환자에게 약을 보관하고 먹는 방법, 주의해야 할 점을 설명해 주는 사람이 우리 약사예요. 그래서 같은 공간에서 의사와 일하지 않더라도 자주 이야기를 하고 소통하지요."

야옹 선생이 약국을 나와서 아이들에게 덧붙였다.

"이외에도 사회 복지사, 영양사, 조리사, 의료 정보 관리사, 요양 보호사들도 의사와 같이 일해요."

"병원에서 일하는 사람은 의사 아니면 간호사라고 생각했는데 생각보다 다양한 직업들이 있네요."

준서가 다양한 직업들의 수를 손으로 꼽아 보았다.

"그런데 의사들끼리도 협력이 필요할 때가 많아요. 복잡한 질병들을 다양하게 가지고 있는 환자를 치료할 때는 의사 한 사람이 모든 것을 결정하기 힘들 거든요. 예를 들어서 심장이 안 좋은 환자가 교통사고로 간과 다리를 다쳐서 응급실로 왔다고 해 볼게요. 간과 다리를 다 수술을 해야 한다면 어떤 과들이 같이 일을 해야 할까요? 생각해 보고 이때 필요할 것 같은 과들에 동그라미를 쳐 봅시다. 자, 동그라미를 했나요? 누가 얘기해 볼까요?"

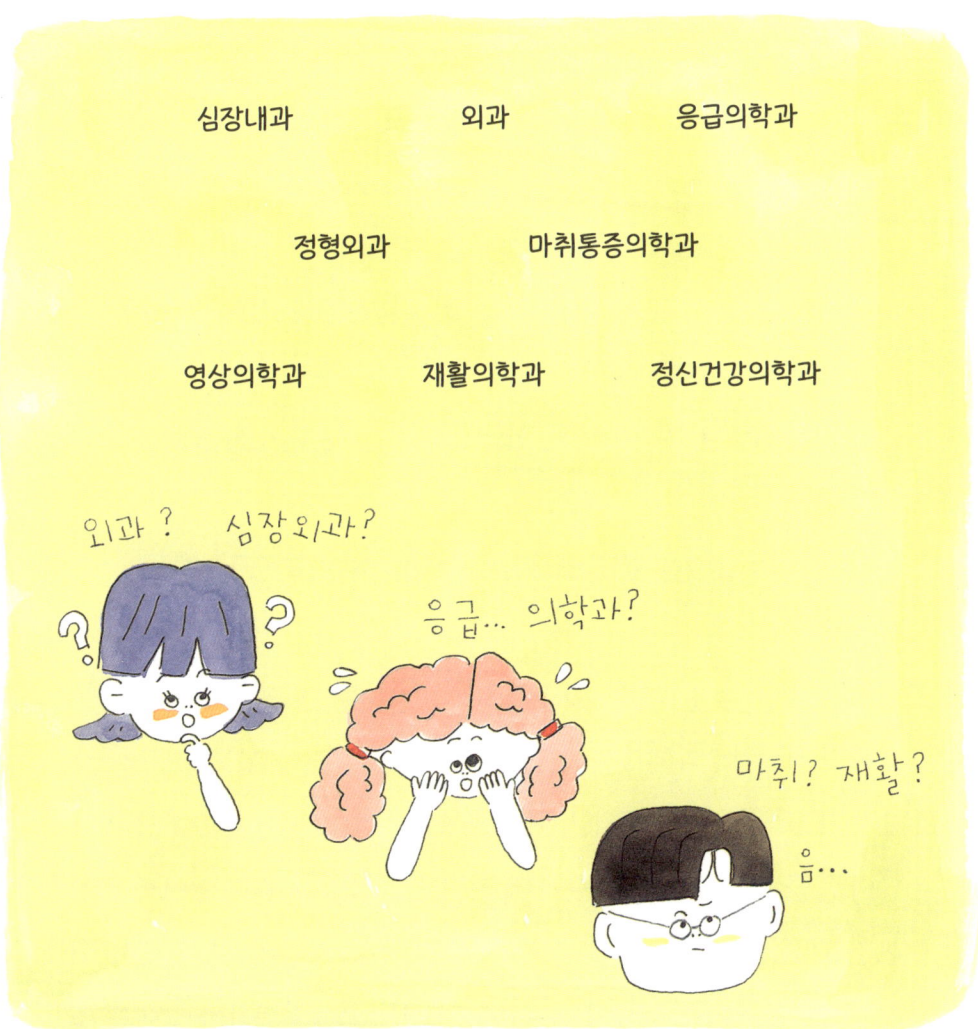

"제가 해 볼게요. 일단 수술을 해야 하니까 외과가 필요할 것 같아요. 그리고 다리도 다쳤으니까 정형외과요."

민지가 맨 먼저 답을 했고 하은이도 이어서 말했다.

"심장이 안 좋으니까 심장내과도 필요하지 않을까요?"

"수술하려면 당연히 마취통증의학과가 있어야지. 그리고 응급실로 왔으니까 응급의학과도!"

준서도 자신 있게 덧붙였다.

"우아, 다 맞췄네요. 다들 잘했어요. 일단은 그 정도 과가 협력하면 급한 불은 끄겠어요."

야옹 선생이 흡족해했다. 호기심이 발동한 민지가 질문을 이어 갔다.

"그럼 급한 불을 끄고 나서는 다른 과들도 필요한가요?"

그러자 야옹 선생 대신 하은이가 조심스럽게 말을 꺼냈다.

"내가 만약에 그 환자라면 많이 다쳐서 불안하거나 마음이 힘들어져 정신건강의학과가 필요할 수도 있을 것 같아요."

"빙고! 하은이의 공감 능력이 이럴 때 실력으로 바뀔 수 있네요. 아주 큰 수술을 한 환자들은 심리적으로 불안정할 수 있어서 정신건강의학과 의사가 필요할 수 있어요. 그리고 수술 뒤에 다시 일상으로 돌아가기 위해서 몸을 회복시키는 재활의학과가 도움을 줄 수도 있고요. 이렇게 의사는 의사들끼리, 또 다른 직종들과도 같이 일을 할 수 있어야 해요."

민지가 고개를 끄덕이며 말했다.

"의학 드라마를 보면 의사들이 한 명의 환자를 둘러싸고 모여서 이런저런 이야기를 주고받던데 그런 것도 협력하는 거겠네요."

"맞아요. 큰 병원에서는 여러 과 의사들이 함께 환자 한 명에 대한 회의를 하기도 하지요. 요새 유행하는 말로 컬래버레이션이죠."

"혼자 일하는 작은 병원 의사는 다른 의사들과 협력할 필요가 없겠네요?"

준서의 물음에 야옹 선생이 고개를 저었다.

"그렇지 않아요. 작은 병원 의사도 근처 다른 과 의사들과 진료 의뢰를 통해 의견을 주고받아요. 그리고 환자가 많이 아플 때는 큰 병원의 의사에게로 보내서 입원이나 수술을 할 수 있도록 하지요. 그래서 의사는 리더십도 있어야 하고, 소통 능력도 있어야 하는 거예요."

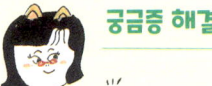

궁금증 해결!

우리나라의 의료 제도

나라마다 의료 제도가 다르고 제도에 따라 의사가 하는 역할이나 일들이 달라져요. 우리나라의 의료 제도는 전 세계에서 부러워할 만큼 뛰어나요. 특히 전 국민 건강보험제도 때문에 대한민국 국민이라면 누구나 건강보험에 가입해야 하지요.

건강보험제도란 몸이 많이 아프거나 다쳐서 병원에서 치료를 받을 때 돈이 많이 드는 것에 대비해 평소에 조금씩 미리 돈을 모아 두어서 한꺼번에 많은 돈이 나가지 않도록 만드는 것이죠. 대한민국 국민 전체가 가입되어 있기 때문에 부자든 가난한 사람이든 똑같은 혜택을 받을 수 있어요. 물론 건강보험료를 내지 못할 만큼 가난한 사람에게는 지역 사회에서 치료비를 대신 내주기도 합니다.

다른 나라의 의료 제도를 조금 살펴볼게요. 미국의 경우에는 나이가 많은 사람이나 어린이, 아주 가난한 사람을 뺀 대부분의 사람들이 국가가 아니라 민간 보험 회사에서 제공하는 건강보험에 가입해 있어요. 미국은 의료비가 엄청나게 비싸기 때문에 의사들은 돈을 많이 벌지만 아픈 사람들은 제대로 치료를 못 받을 수 있어요. 민간 보험 회사에서는 당연히 돈이 없는 사람을 받아 주지 않으니 전체 미국인의 15퍼센트 정도는 건강보험이 없어서 아파도 제대로 치료를 받지 못한다고 해요. 영국의 경우에는 모든 의료비를 국가에서 대신 내주기 때문에 무료예요. 그래서 영국의 의사들은 거의 다 공무원이에요.

  우리나라는 전 국민이 건강보험에 가입되어 있지만 영국처럼 모든 의료비를 나라에서 내주는 것은 아니에요. 환자가 자기 돈으로 전체 진료비의 30퍼센트 정도를 내야 해요. 앞으로 우리나라의 의료 제도가 더 좋아지기 위해서는 어떻게 해야 할지도 생각해 봐야겠지요.

우리나라의 건강보험제도

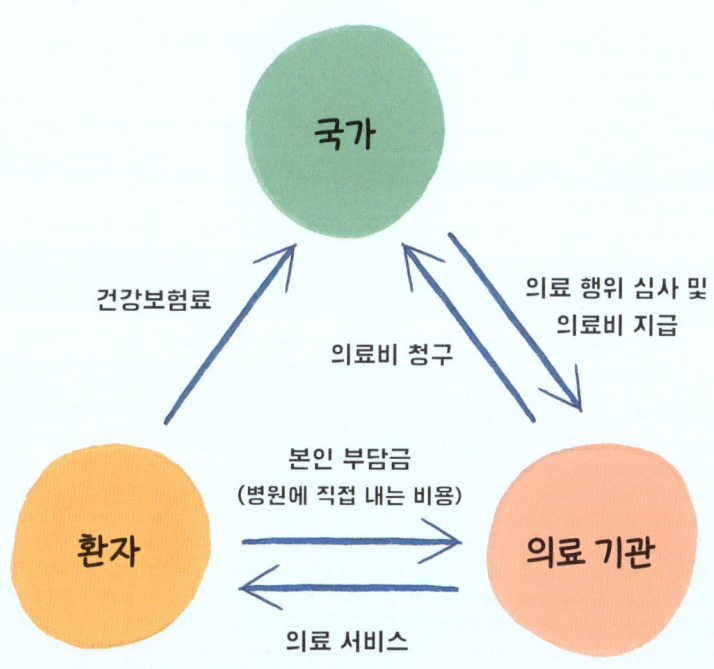

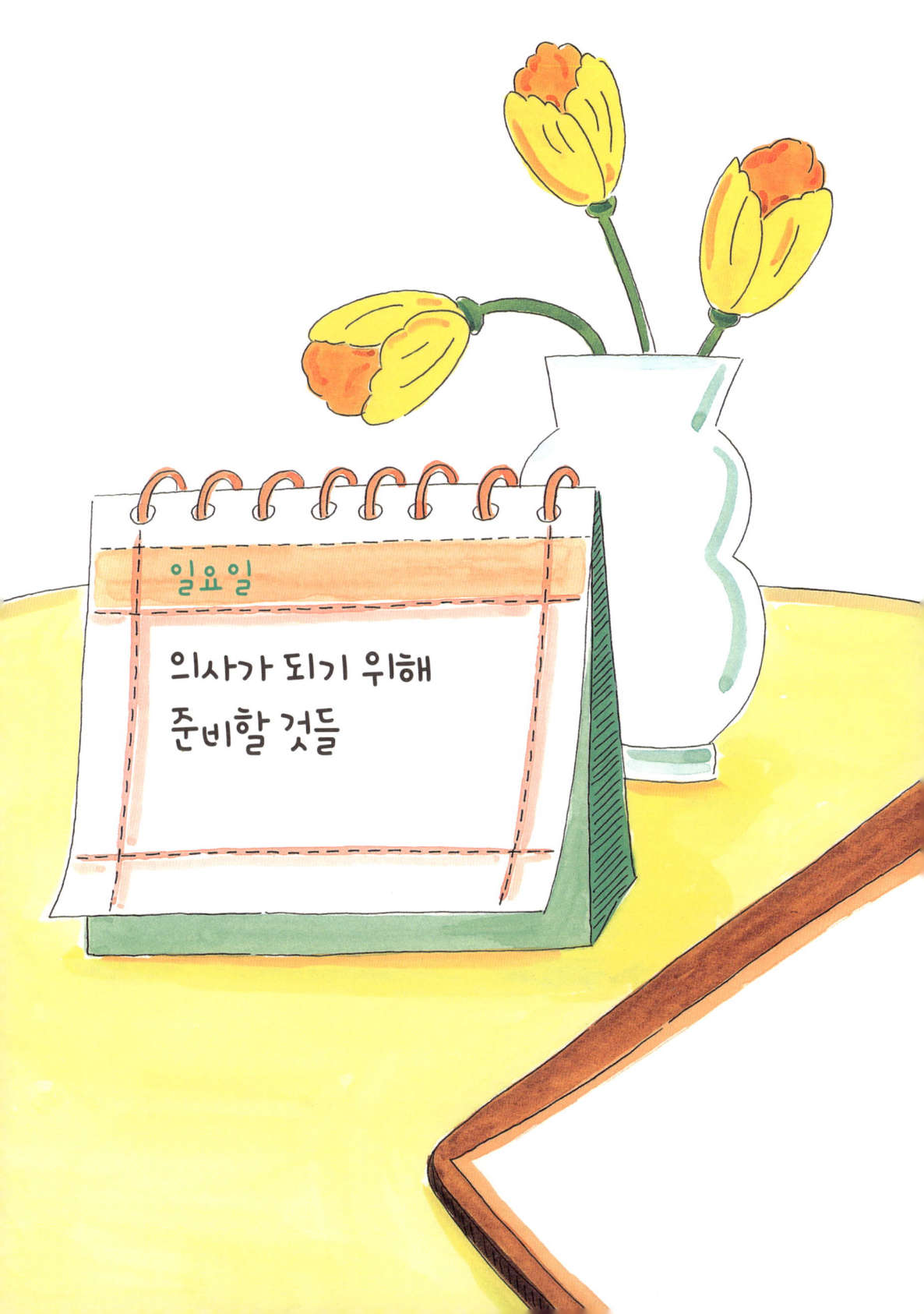

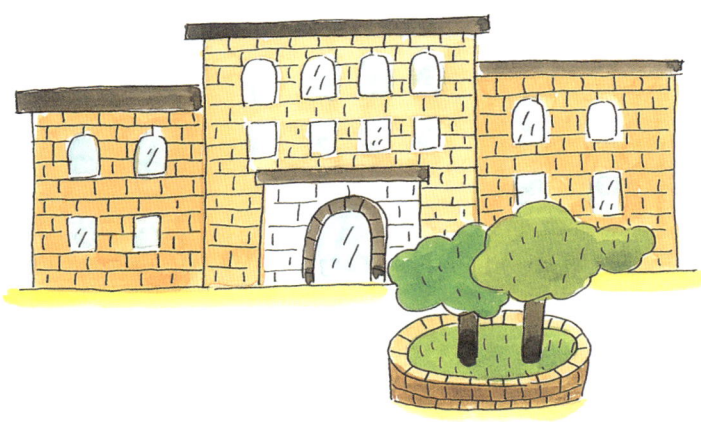

왜 의사는 계속 공부해야 할까?

"오늘은 마지막 날이니까 그동안 궁금했던 의사에 대한 모든 것들을 물어봐도 돼요. 이 야옹 선생이 아는 만큼 대답해 줄게요."

야옹 선생이 작심한 듯이 의자에 자리를 잡고 앉아서 아이들을 바라보았다. 오늘도 역시 민지가 첫 질문을 맡았다.

"의사들은 그 많은 약 이름들을 어떻게 다 외우고 있나요?"

"의사라고 모든 약을 다 외우는 것은 아니에요. 자주 쓰는 약들은 외우고 있지만 나머지 약들에 대해서는 인터넷에 검색을 해서 찾아보기도 하지요. 같은 성분의 약이라도 만드는 제약 회사가 여러 군데이기 때문에 약 이름은 다를 수 있어요.

예를 들어서 머리가 아프거나 열이 날 때 먹는 '타이레놀'이라는 약이 있는데, 사실 '타이레놀'은 약의 성분명이 아니라 제약 회사에서 붙인 이름이에요. 성분명은 아세트아미노펜(acetaminophen)이죠. 이 아세트아미노펜을 성분으로 만든 타이레놀과 비슷한 약들이 많이 있어요. 약에 대해 자세한 정보를 알고 싶으면 약학정보원 홈페이지에서 검색을 해 보면 돼요."

이번에는 준서 차례였다.

"의사들은 한 번 진찰하면 무슨 병인지 알 수 있나요?"

"한 번의 진찰로 알 수 있는 경우가 있고 그렇지 않은 경우가 있지요. 같은 병이라도 초기에는 증상이 완전히 드러나지 않아서 한 번에 모를 수 있고, 병이 무르익어 모든 증상이 다 나온 상태에서는 한 번 만에 진단이 되는 경우도 있어요.

예를 들어 대상 포진이라는 병이 있는데, 어릴 때 앓았던 수두 바이러스가 몸속에 숨어 있다가 면역력이 약해지면 신경 세포에 염증을 일으켜서 피부에 울긋불긋한 물집이 생기는 병이에요. 초기에는 그냥 살이 아픈 증상만 있기 때문에 잘 알 수가 없지만 피부에 전형적인 대상 포진 발진이 생기면 바로 알 수가 있지요."

하은이도 고심하다 질문을 했다.

"전문의가 되고 나면 그 과의 모든 것을 알 수 있나요?"

"생각보다 그렇게 되기가 쉽지는 않아요. 의학에서 공부해야 하는 것들이 워낙 많고, 하나의 과도 다시 여러 가지 세분화된 과로 나뉘어 있거든요. 예를 들어 내과만 해도 그 안에서 다시 심장내과, 호흡기내과, 내분비내과, 신장내과, 류머티스내과 등 여러 가지로 나뉘어요. 그래도 일단 내과 전문의가 되면 내과에서 흔한 질병들에 대한 기본 지식들은 다 알아야겠지요.

그리고 의학도 다른 과학과 마찬가지로 고정된 것이 아니라 지금도 수많은 연구들을 통해 변화하고 있어요. 그러니 의사가 되었다고 공부가 끝나는 것이 아니라 새로운 것들을 계속 공부해야 하지요. 그래서 학회에 가서 필수적으로 몇 시간 이상 공부를 해야 의사 면허를 유지할 수 있답니다."

하은이가 걱정스런 표정을 지었다.

"선생님, 솔직히 저는 수학이 좀 약하거든요. 다른 사람의 말을 잘 들어 주고 위로하는 것은 잘할 수 있을 것 같은데 말이죠. 의사가 되려면 수학도 잘해야 되나요?"

야옹 선생이 하은이 어깨를 토닥였다.

"동네에서 직접 환자를 보는 의사가 평소에 수학 문제를 풀 일은 없죠. 하지만 의학도 과학의 일부이기 때문에 논리적인 생각이 꼭 필요해요. 논리적인 생각을 하기 위해서는 수학을 기본적으로 알아야 하겠죠."

그러자 준서도 자신 없는 목소리로 물었다.

"저는 수학이나 과학은 자신 있는데, 국어랑 영어가 정말 싫어요. 책을 읽어도 소설책이나 시집 같은 건 딱 질색이고요. 어차피 의사가 되기 위한 공부라는 것도 문제 풀고 시험만 잘 치면 되는 것 아니에요?"

"의사는 기본적으로 사람을 대하는 직업이에요. 국어는 우리가 잘 듣고, 말하고, 쓰는 법을 알려 주니 사람 사이의 의사소통을 위해서는 꼭 필요해요. 물론 환자와 직접 만나지 않는 의사들도 있지만요. 그리고 아직까지 아주 많은 의학 교과서들이 영어로 되어 있답니다."

민지는 친구들의 이야기에 아랑곳없이 씩씩하게 말했다.

"선생님, 저는 다 약해요. 그래도 열심히 해 볼래요. 의사가 되기 위해서! 어떻게 공부해야 잘할 수 있어요? 선생님의 공부 비법 좀 알려 주세요."

야옹 선생이 머리를 긁적이며 곰곰이 생각하더니 이야기를 시작했다.

"음, 비법이라고 할 것까진 없지만 야옹 선생이 공부할 때 써먹었던 방법 몇 가지를 알려 줄게요."

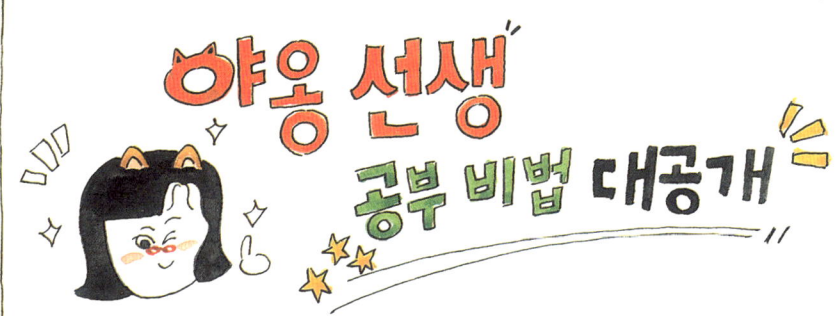

야옹 선생 공부 비법 대공개

내 목소리를 들어 봐

이 방법은 야옹 선생이 영어나 암기 과목을 공부할 때 많이 썼던 방법이에요. 외워야 할 영어 단어나 꼭 암기해야 할 핵심 내용들을 정리해서 녹음기에다 내 목소리로 녹음을 해서 수시로 듣는 거죠. 이렇게 하면 정리하면서 한 번, 녹음하면서 한 번, 계속 들으면서 또 한 번 복습이 되기 때문에 암기에 도움이 많이 되지요. 내 목소리라서 더 집중이 잘 되는 신기한 경험도 할 거예요.

백지장도 마구 쓰면 낫다

교과서를 보고 있을 때는 이해를 한 것 같지만 막상 시험지에 문제가 나오면 머리가 하얗게 될 때가 있지요. 그래서 아예 백지 상태로 시작하는 연습을 하는 거예요. 야옹 선생은 이 백지 공부법을 모든 과목에 다 적용했어요. 일단 어떤 과목을 공부하고 나서 백지를 하나 꺼내어 공부했던 내용을 교과서를 보지 않고 생각나는 대로 적어 보세요. 줄이 없는 연습장을 이용하는 것이 좋아요. 생각나는 것들을 백지에 옮겨 보고 관계되는 내용끼리 연결도 해 봅니다. 그렇게 적고 나서 다시 교과서를 보고 내가 놓친 부분은 빨간색 볼펜으로 아까 쓴 백지에다가 추가를 해요. 그러고 나서 새 백지 연습장을 꺼내어 처음부터 다시 써 봐요. 이렇게 반복하다 보면 정리가 되지요.

제목과 목차에서 시작하기

두 번째 알려 줬던 백지 공부법과 함께 쓸 수 있는 방법이에요. 일단 백지에다가 내가 공부해야 하는 부분의 제목과 목차를 쭉 적어 봅니다. 그리고 제목과 목차의 의미와 흐름을 생각해 봐요. 제목과 목차에는 내용의 핵심이 담겨 있기 때문에 이것을 파악하고 나면 구체적인 내용으로 들어갈 때 큰 흐름을 알 수 있어요. 그다음에 제목과 목차 아래에 구체적인 내용들을 기억나는 대로 적어 보는 거예요. 그리고 백지 공부법 반복!

친구야, 내가 가르쳐 줄게

이 공부법은 사교적이고 말하는 것을 좋아하는 민지에게 어울리는 공부법일 것 같아요. 일단 친구와 어느 부분을 공부해서 서로 알려 주자고 약속을 합니다. 그리고 일정한 시간 동안 내용을 공부하고, 서로가 번갈아서 설명을 하는 거예요.

설명을 하다 보면 막히는 부분이 생기는데 그 말인즉슨, 이해가 잘 안 되었다는 거죠. 그럴 때는 서로가 알려 주거나 다시 공부를 합니다. 이렇게 알려 주기를 완전히 이해가 될 때까지 반복하면 돼요. 친구와 같이 공부하니 재미도 효과도 두 배가 되는 공부법이지만 서로 알려 줄 때 다른 사람이 모르더라도 핀잔을 주지 않는 배려가 필요해요.

즐기는 사람은 못 당하지

그런데 어떤 공부 방법보다 우선하는 것이 있어요. 바로 공부를 즐겁고 재미있게 여길 수 있어야 한다는 거예요. 공부는 새로운 것을 알아 가는 과정이기 때문에 알고 보면 정말 즐거운 거예요. 그런데 억지로 누가 시켜서 하면 재미가 없지요. 내가 좋아하는 과목부터 매일 조금씩 시작해 봅시다. 부모님이 억지로 시킨다고요? 부모님과 진지하게 얘기해 보세요. 내가 스스로 할 수 있게 조금만 기다려 달라고요. 야옹 선생이 대신 얘기 전해 달라고요?

"부모님들! 공부는 정말 재미있는 것이죠? 아이들이 공부할 때 부모님도 같이 공부해요. 그리고 공부한 내용을 서로 알려 주세요. 너무 큰 목표를 세우지 말고 아주 금방 실현 가능한 목표부터 세워서 하나하나 성취할 때마다 뿌듯함을 느낄 수 있도록 해 주세요. 그리고 믿고 기다려 주세요."

"선생님 이야기를 듣고 일주일간 같이 경험해 보니 의사가 되고 싶은 마음은 점점 커지는데, 몸도 약하고 마음도 약해서 자신이 없어져요. 또 피를 보고 쓰러지면 어떡해요."

"우리 하은이는 의사가 되고 싶은데 적성에 맞지 않을까 봐 걱정되는 거죠? 어떤 직업이든 자신이 어떤 사람인지 아는 것이 가장 중요하지요. 하은이는 스스로를 객관적으로 파악하고 있으니 어떤 점을 보강하면 좋을지도 알 수 있어요. 꼭 의사가 되고 싶다면 자신의 개성에 맞게 진로를 택하면 돼요.

하은이는 환자들의 이야기를 잘 듣고 위로해 줄 수 있는 의사가 되면 잘할 것 같아요. 가정의학과나 내과, 소아과도 괜찮고 정신건강의학과도 한번 생각해 봐요. 그리고 글쓰기를 좋아하니 의학 작가나 기자가 되어도 괜찮겠지요. 그렇지만 의대에 가서 공부를 하는 과정이 결코 쉽지는 않으니까 미리 각오를 하고 가야겠지요. 자기가 수술하는 과에 가기 싫어도 의대에서는 기본적인 외과 공부를 해야 하고, 수술장에 들어가 실습도 하거든요.

그러니까 자신의 건강을 먼저 챙겨서 다른 사람을 위해 일할 수 있는 기초 체력을 만들어야 해요. 아픈 사람에게 공감하고 같이 슬퍼하는 것은 좋지만 그 감정을 잘 다스려서 의사로서 환자를 치료하는 데 방해가 되지 않게 조절할 수도 있어야 해요."

"그럼, 저는요?"

"민지는 관찰력과 사회성이 좋고 리더로서의 자질이 충분하기 때문에 공부를 꾸준히 열심히 하면 원하는 대로 의사가 될 수 있을 거예요. 사람을 만나고 이야기하는 것을 좋아하니까 직접 환자를 보는 의사가 되면 잘할 수 있을 것 같네요. 그렇지만 의사가 하는 일이 멋진 일만 있는 것은 아니라는 점도 알아야 해요. 아픈 사람을 돌보고 치료하는 것은 때로 아주 힘들 수 있어요. 공부도 계속 해야 하고요."

준서가 기대에 찬 눈으로 쳐다보자 야옹 선생이 웃음을 머금고 말을 이었다.

"준서는 기기들을 잘 다루고 컴퓨터 프로그래밍을 좋아한다니 의사가 된다면 컴퓨터와 관련 있는 과에서 일하면 훌륭히 일을 해낼 수 있을 거예요. 예를 들어 재활의학과나 영상의학과, 마취통증의학과는 의료 기기들을 많이 다루는 과들이고 컴퓨터 기술이 꼭 필요하죠. 그리고 성격이 차분하고 상황 판단을 잘하니 체력만 잘 키운다면 응급의학과나 수술하는 과에 가도 좋겠죠. 아까 외과 의사가 멋있다고 했었죠?"

"네, 그러긴 했지만 이왕 의사가 된다면 돈을 잘 버는 의사가 되고 싶기도 해요. 그러려면 무슨 과로 가야 돼요?"

"의사가 되어 성실히 일하면 대체로는 큰 불편 없이 살 수는 있지만 큰 돈을 벌고 싶다면 개원의가 되어 자기 병원을 운영하거나 의료와 관련된 사업을 해야 할 거예요. 그러니 개원이나 사업에 맞는 과를 전공해야겠죠. 하지만 자기의 개성이나 희망보다 돈벌이에 맞춰 진로를 선택한다면 그것이 과연 좋은 선택일지 모르겠어요. 선생님이 우리나라 역사 속의 훌륭한 의사들 몇 분의 이야기를 해 줄게요."

우리나라 역사 속 훌륭한 의사들

우리나라 최초의 여자 의사, 김점동 (박에스더, 1877~1910년)

박에스더 박사, 본명은 김점동으로 서울에서 가난한 집의 막내딸로 태어났어요. 아버지가 미국인 선교사 아펜젤러의 일을 돕고 있었는데 이 계기로 김점동이 영어를 배우고 이화학당에 들어갈 수 있었어요. 이화학당의 설립자는 여성 선교사인 메리 스크랜턴으로, 남녀 구별이 엄격한 조선의 분위기 속에서 여성 전용 병원 '보구여관'을 세우고 미국에서 여의사들을 초청했어요. 이 병원이 지금의 이화여자대학교 의료원이 되었어요. 박에스더는 보구여관에서 미국에서 온 의사들의 통역을 맡을 만큼 영어 실력이 뛰어나, 여의사 로제타 홀 박사의 추천으로 미국으로 유학을 갔어요.

유학 전에 박유산이라는 사람과 결혼해서 이름을 김점동에서 박에스더로 바꿨죠. 부부가 같이 미국으로 건너가 박에스더는 열심히 공부하고 박유산은 열심히 일하며 부인이 공부를 할 수 있도록 도와주었어요. 결국 박에스더는 미국에서 의사가 되었지만 남편인 박유산은 미국 땅에서 돌아가셨어요.

의사가 되어 한국으로 돌아온 박에스더는 주로 여성 환자들을 진료했다고 해요. 보구여관이 있는 서울뿐 아니라 여러 지방을 다니며 수많은 환자들을 치료했어요. 평양과 황해도, 평안도를 돌아다니며 무료 진료를 하기도 했고, 추운 겨울에도 당나귀가 끄는 썰매를 타고 환자를 찾아갈 만큼 열과 성을 다해 아픈 이들을 돌보았어요. 수술 실력이 뛰어나 명의로 알려졌고 이곳저곳에서 박에스더를 찾는 환자들이 많아졌지요. 그렇지만 많은 환자를 돌보느라 자신을 돌보지 못해서인지 결핵에 걸려 서른다섯 살의 젊은 나이에 돌아가셨어요.

폐결핵은 박에스더 박사와 악연인 질병이에요. 본인뿐만이 아니라 남편도 결핵으로 미국에서 사망했거든요. 박에스더 박사를 미국으로 유학하도록 도와준 로제타 홀 여사의 아들인 셔우드 홀이 우리나라 최초의 결핵 요양원인 해주구세요양원을 세웠고 결핵 퇴치를 위한 기금을 마련하기 위해 크리스마스실을 만들었어요.

한국의 슈바이처, 장기려 박사(1911~1995년)

한국의 슈바이처라 불리는 장기려 박사는 아주 유능한 외과 의사예요. 우리나라 최초로 간암 환자에게서 암 덩어리가 있는 간을 떼어 내는 간 절제술을 성공했는데, 지금도 간 학회에서는 이날을 '간의 날'로 지정해 기념하고 있지요. 나이가 들면서는 가난하고 소외된 사람들을 위해 집 한 칸도 없이 병원의 사택에서 지내며 환자를 돌보고 제자들을 길러 내는 일을 했어요. 환자의 치료비를 대신 내주거나 치료비를 받지 않기도 했죠. 입원했던 환자가 치료비가 없어 힘들어 하면 치료가 끝나고 몰래 뒷문으로 나갈 수 있게 해 주기도 했어요.

장기려 박사는 그냥 무료 진료만 한 것이 아니라 가난한 사람들이 치료를 받지 못하는 상황을 해결하기 위해 우리나라 최초의 의료보험인 '청십자 의료보험'을 만들었어요. 의료보험이란 많은 사람들이 평소에 아프지 않을 때 조금씩 돈을 모았다가 아픈 사람이 생기면 모아 놓은 보험금으로 치료를 할 수 있도록 해 주는 것이죠. 지금이야 우리나라 국민들 모두가 의료보험에 가입되어 있어 아플 때 큰돈을 쓰지 않고도 치료를 받을 수 있지만 옛날에는 그렇지 않았거든요. 장기려 박사가 만든 '청십자 의료보험'이 지금 우리나라 의료보험의 바탕이 되었기 때문에 아주 큰 업적이라고 할 수 있어요.

<울지 마, 톤즈>의 이태석 신부(1962~2010년)

<울지 마, 톤즈>라는 영화의 주인공인 이태석 신부님을 알고 있나요? 이태석 신부님은 가톨릭 신부이자 의사예요. 세례명이 요한(존)이라서 이태석 신부가 활동한 수단에서는 그를 '존리 신부' 혹은 '쫄리 신부'라고 불렀어요. 이태석 신부님은 내전 중이던 아프리카 수단 톤즈 마을에서 봉사 활동을 잠시 해 보고는 그곳의 열악한 환경이 바로 자신이 있어야 할 곳이라고 생각해서 이후 8년 동안 톤즈의 유일한 의사로 활동을 했어요.

신부님은 내전 때문에 제대로 된 교육도 받지 못하고 심지어 놀 때조차 총과 칼을 드는 아이들에게 직접 악기를 가르쳐 서로 평화롭게 어울려 사는 법을 알려 주고, 학교도 만들어 공부를 할 수 있게 했어요. 아무도 악기 다루는 법을 몰라서 신부님이 독학으로 악기 연주를 배워 아이들에게 알려 주었고, 밴드를 만들기도 했어요.

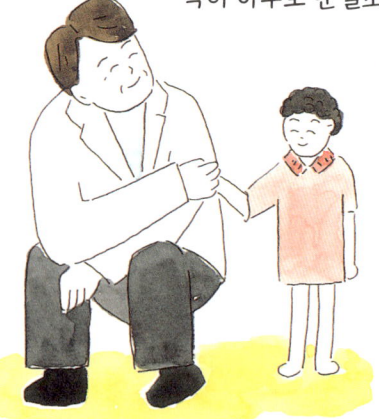

특히 아무도 눈길조차 주지 않는 한센병 환자를 돌보았는데 환자들의 문드러지고 부은 발에 딱 맞는 신발을 직접 만들어서 신기기도 했지요. 신부님이 대장암으로 돌아가시자 이태석 신부의 보살핌을 받았던 톤즈 마을의 한 할머니는 자기가 존리 신부

> 대신 죽어야 하는데 왜 신부님이 먼저 돌아가셨냐며 크게 슬퍼하기도 했습니다.
> 이태석 신부가 세운 남수단의 학교를 졸업한 제자들 중에 신부님을 본받아 아픈 사람들을 돌보는 의사와 의대생이 된 학생들이 45명이 넘는다고 합니다.

"저도 〈울즈 마, 톤즈〉라는 영화를 봤어요. 이태석 신부님의 활동을 보고 감동 받아서 그때부터 아픈 사람들을 돌보는 의사가 되겠다고 마음먹었거든요."

하은이가 반가운 목소리로 들떠 말했지만 준서가 바로 차분하게 대꾸했다.

"그냥 의사가 되기도 힘든데, 의사가 되고 나서 저렇게 살기는 더 힘들 것 같아요."

"물론 모든 의사가 세 분처럼 살 수는 없겠지요. 이 야옹 선생도 마찬가지고요. 하지만 만약 어떤 외국인이 한국의 의사 중에 누가 가장 훌륭하냐고 묻는다면 어떨까요? 돈을 많이 버는 의사, 수술을 잘하는 의사, 엄청난 연구를 많이 한 의사도 훌륭하지만 사람들의 마음속 '훌륭한 의사'란 세 분과 같은 의사가 아닐까 싶어요."

민지가 풀 죽은 표정으로 고개를 떨어뜨렸다.

"아무래도 저는 훌륭한 의사는 못 되겠어요."

"그냥 의사가 되는 것도 힘들걸?"

준서가 또 민지를 놀렸다.

"야, 너 진짜!"

야옹 선생은 팔을 활짝 벌려 투닥거리는 민지와 준서, 그리고 또 저러냐는 눈으로 보고 있는 하은이를 와락 껴안고 얼굴을 부비며 말했다.

"하고 싶은 일을 하는 행복한 사람이 되면 돼요. 의사라면 자기도 행복하고 다른 사람도 행복하게 해 줄 수 있는 의사 말이에요. 자기가 불행하고 아프면 절대 다른 사람을 돌아볼 수 없답니다. 일주일 동안 선생님을 따라다니며 보고 듣고 경험했으니까 남은 방학 기간 동안 스스로 생각해 보길 바라요."

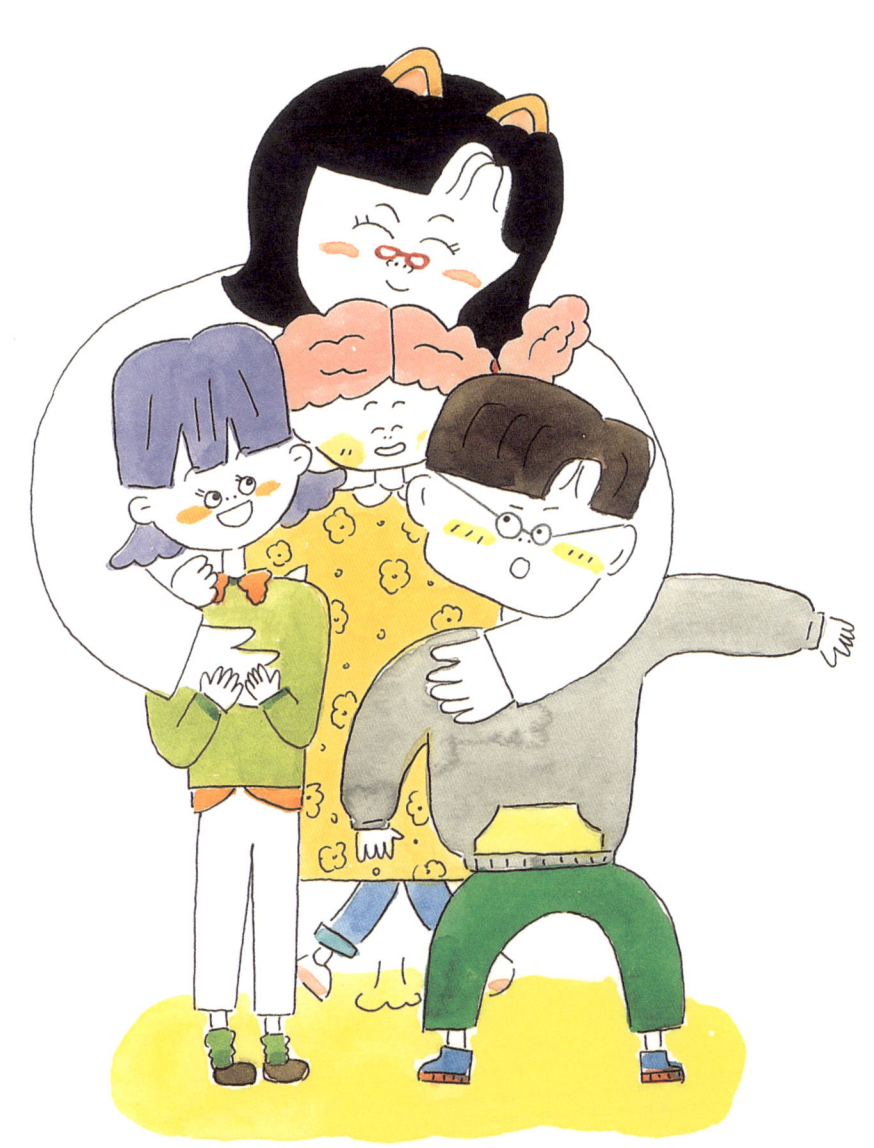

의사를 꿈꾸는 어린이들을 위한 추천 콘텐츠

◆ 만화를 좋아하는 친구들을 위해 추천하는 의학 관련 도서

《까면서 보는 해부학 만화》

압둘라 글·그림 l 신동선 감수 l 한빛비즈

인체의 가장 기본이 되는 골격과 근육을 중심으로 인체의 구조를 이해할 수 있도록 펴낸 해부학 만화예요. 뼈와 근육, 장기들을 의인화해서 재미를 더하면서도 정확성과 실용성을 놓치지 않았어요.

《만화로 배우는 의학의 역사》

장 노엘 파비아니 지음 l 필리프 베르코비치 그림 l 김모 옮김 l 조한나 감수 l 한빛비즈

고대 주술부터 오늘날의 나노 기술까지 의학이 걸어온 길을 만화로 소개했어요. 인간이 끊임없이 치료법을 개발해 온 과정들을 살펴볼 수 있지요.

《일하는 세포》

시미즈 아카네 글·그림 l 학산문화사

우리가 모르는 사이에도 열심히 움직이며 몸을 유지하게 하는 세포들의 활약을 만화로 그려 낸 책이에요. 생소한 몸속 세포들의 역할을 알 수 있고 세포들이 어떻게 협력하는지도 재밌게 펼쳐지지요.

《엄마 의사 야옹선생의 초록 처방전》

박지영 글·그림 | 황소걸음

세 아이를 키우는 엄마이자 가정의학과 전문의인 야옹 선생이 만화로 알려 주는 자연주의 육아 지침서예요. 의학적 근거를 바탕으로 가정에서 필수적으로 쓸 수 있는 처방들을 쉽고 재미있게 담은 '가정 비상약' 같은 책이지요.

◆ 드라마나 영화를 좋아하는 친구들을 위해 추천하는 의학 관련 작품

〈울지 마, 톤즈〉

2010년 개봉한 구수환 감독의 다큐멘터리 영화. 수단의 슈바이처 이태석 신부의 생전 모습을 담았어요. 이태석 신부가 돌아가시고 10년이 되는 2020년에는 강성옥 감독이 〈울지 마, 톤즈 2-슈크란 바바〉를 만들어 개봉했어요.

〈골든 타임〉

2012년 MBC에서 방영한 23부작 드라마. 종합 병원의 중증 외상 환자를

치료하는 의사들의 치열한 세계와 그 뒷이야기를 담은 드라마. 외상외과 의사인 이국종 교수님이 모델이 되었다고 해요.

⟨굿 닥터⟩

2013년에 KBS에서 방영한 20부작 드라마. 장애가 있는 주인공이 소아외과 의사가 되어 일어나는 일들을 그려 냈어요. 이후에 미국 ABC 방송국에서 리메이크되어 큰 인기를 끌었죠.

⟨닥터탐정⟩

2019년에 SBS에서 방영한 16부작 드라마. 산업 현장의 사회 부조리를 해결하는 닥터탐정들의 활약을 담은 메디컬 수사물로, 직업환경의학과 의사인 송윤희 선생님이 극본을 쓰셨어요.

⟨슬기로운 의사생활⟩

2020년 tvN에서 방영한 12부작 드라마. 병원에서 하루하루를 살아가는 20년 지기 의사 친구들의 이야기를 담은 정말 현실에 가까운 의학 드라마예요. 의사들이 본 의학 드라마 중에 가장 진짜 의사들의 모습과 비슷하다는 평이 있어요. 실제 의사들의 현장 자문이 큰 역할을 했지요.

◆ 좀 어려운 책을 읽어 보고 싶은 친구를 위해 추천하는 의학 관련 도서

《청년의사 장기려》
손홍규 지음 | 다산책방

천재 외과 의사이자 가난한 이들을 치료한 한국의 슈바이처, 장기려 박사의 삶을 소설 형식으로 풀어낸 책이에요.

《숨결이 바람 될 때》
폴 칼라니티 지음 | 이종인 옮김 | 흐름출판

서른여섯 젊은 의사가 폐암 4기 판정을 받고 난 후 2년간 의사이자 환자로서 남긴 기록이에요. 삶이 얼마나 소중한지, 죽음이란 어떤 것인지를 생각하게 해 줍니다.

《골든아워》
이국종 지음 | 흐름출판

삶과 죽음을 가르는 골든 타임에 환자를 살리기 위해 고군분투한 외상 센터 외과 의사인 이국종 교수가 실제 겪은 이야기들을 기록한 책이에요. 외상 센터를 좀 더 현실적으로 제대로 운영하기 위해 싸우는 이야기들도 같이 들어 있어요.

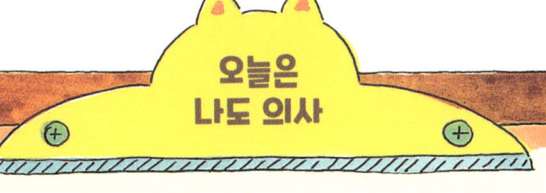

미래의 내 모습 그려 보기

이 책을 읽는 어린이들은 나중에 어떤 의사가 되고 싶나요? 머릿속에 떠올려 봅시다.

어떤 과 의사가 되고 싶나요?

왜 그 과를 선택했나요?

의사가 되어서 어떤 일들을 하고 싶나요?

나중에 의사가 되었을 때의 내 모습을 그려 봅시다.

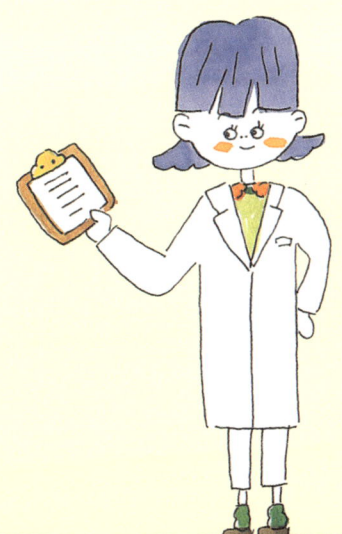

닫는 글

미래의 의사를 꿈꾸며

야옹 선생을 따라 일주일간 의사가 되기 위한 과정과 의사가 되어 할 수 있는 일들을 살펴본 아이들은 숙제를 마무리하기 위해 민지네 집에 모였다.

민지가 둘러앉은 아이들에게 물었다.

"얘들아, 우리 일주일간 여러 가지를 보고 배웠잖아. 어땠어?"

조금은 진지해진 표정으로 준서가 입을 열었다.

"음, 의사가 되면 병원에서 환자를 치료하는 일만 하는 줄 알았는데, 생각보다 다양한 일을 할 수 있는 것 같아."

민지도 고개를 끄덕이며 덧붙였다.

"맞아. 그리고 좋은 의사가 되려면 나 자신이 어떤 사람인지 잘 알아야겠다는 생각이 들었어. 앞으로 내가 무엇을 잘할 수 있을지 열심히 생각해 볼 거야."

하은이도 눈을 반짝이며 거들었다.

"응! 어떤 의사가 되든지 아픈 사람을 위해 일한다는 것은 마찬가지니까 정말 멋진 직업 같아. 난 정말로 의사가 되고 싶어졌어."

"나도 진짜 진짜 의사가 되고 싶어졌어. 아니, 꼭 될 거야!"

민지가 주먹을 꼭 쥐고 다짐하듯 말하자 준서도 옆에서 중얼거렸다.

"사실, 나도 좀 흥미가 생겼어."

아이들은 각자 의사가 된 미래의 모습을 상상하며 숙제를 하기 시작했다.

민지는 꾸준히 공부해 세계보건기구에서 일하는 예방의학과 의사가 된 자신의 모습을 그려 넣었다. 의료 장비도 제대로 갖추지 못한 나라들을 찾아가 체계적인 의료 시스템을 만드는 일에 앞장서겠다는 다짐도 적었다.

준서는 의학 공부도 열심히 하고, 좋아하는 컴퓨터 공부도 열심히 해서 의사이자 의공학자가 되겠다고 했다. 3D 프린터를 이용해서 장애가 있는 환자에게 딱 맞는 재활 도구들을 제작하고 싶다는 포부도 밝혔다.

하은이는 정신과 의사를 지망하겠다고 했다. 동네에 작은 병원을 차려서 마음이 아픈 사람들이 믿고 의지할 수 있는 따뜻하고 든든한 의사로 일하겠다고 다짐했다.

떠올린 모습은 각자 다르지만 세 아이의 마음에는 꼭 그런 의사가 되겠다는 의지와 설렘이 차오르기 시작했다.

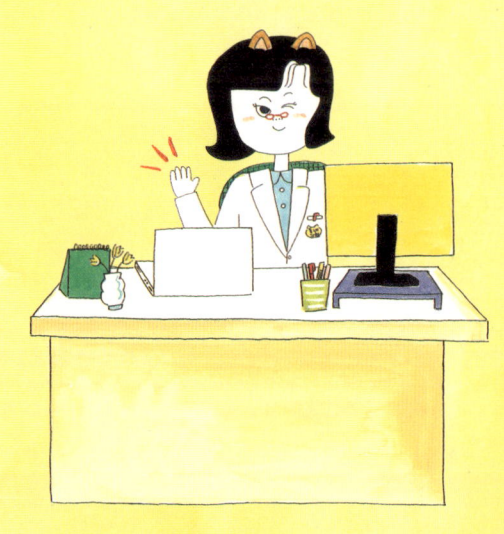

내가 하고 싶은 일, 의사

1판 1쇄 발행일 2021년 6월 28일

지은이 박지영
그린이 서지현

발행인 김학원
발행처 휴먼어린이
출판등록 제313-2006-000161호(2006년 7월 31일)
주소 (03991) 서울시 마포구 동교로23길 76(연남동)
전화 02-335-4422 **팩스** 02-334-3427
저자·독자 서비스 humanist@humanistbooks.com
홈페이지 www.humanistbooks.com
유튜브 youtube.com/user/humanistma **포스트** post.naver.com/hmcv
페이스북 facebook.com/hmcv2001 **인스타그램** @human_kids

기획 이주은 **편집** 박민영 **디자인** 유주현
용지 화인페이퍼 **인쇄** 삼조인쇄 **제본** 정민문화사

글 ⓒ 박지영, 2021
그림 ⓒ 서지현, 2021

ISBN 978-89-6591-428-0 73510

- 이 책은 저작권법에 따라 보호받는 저작물이므로 무단 전재와 무단 복제를 금합니다.
- 이 책의 전부 또는 일부를 이용하려면 반드시 저작권자와 휴먼어린이 출판사의 동의를 받아야 합니다.
- **사용 연령 8세 이상** 종이에 베이거나 긁히지 않도록 조심하세요. 책 모서리가 날카로우니 던지거나 떨어뜨리지 마세요.